ナースが書いた

看護に活かせる

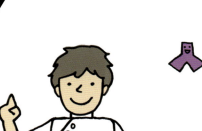輸液ノート

著
渡辺朔太郎

照林社

看護師になって、17年になります。
大学病院の集中治療室で、
NST（栄養サポートチーム）専任看護師として働いています。

食べること、作ることが大好きで、
10年前にNSTに興味をもち、
輸液管理、栄養療法の勉強をはじめました。
日々、重症な患者さん、低栄養状態の患者さんへの看護、
スタッフの教育に奮闘しています。

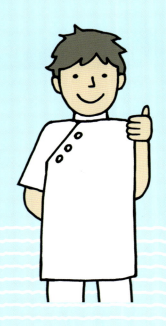

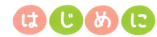

はじめに

　この本は、看護師である私が、看護師のみなさんに輸液を知ってもらうために書いた本です。

　水と電解質は命の源です。患者さんに適切な輸液を行うことが、病やケガの早期回復につながります。では、輸液管理で私たち看護師がやるべきこと、知っておくべきことは何でしょうか。

「輸液管理は医師の仕事だし…輸液の内容は薬剤師に聞けばいいし…」

　本当にそうでしょうか。医師は多忙です。とりあえずの輸液、いつもの輸液。そんなふうに行われていることも少なくありません。

　輸液1つ1つの組成、作用、使用目的、経路を知り、何のために、いつ、どのように投与するかを1つ1つ学ぶことで、医師が行う治療がみえてきます。

　そして、その治療が合っているか、その輸液が適しているか、足りないことはないか、間違っていることはないかを理解することで、目の前にいる患者さんへの正しい治療がみえてくるのです。

　私自身、看護師になる前は、「輸液をすれば病気が治る」「輸液で栄養が全部足りているからご飯は食べなくても大丈夫だ」と思っていました。看護師になってからも、医師が出した処方だから間違いない、毎日同じ輸液だけど…もう1か月も同じ輸液だけだけど…間違いない、きっと間違いない……。

大間違いでした！！

　患者さんが飲む薬や点滴で入れる薬はしっかり調べて、考えているのに、輸液については二の次でした。輸液は患者さんの体の中に入るものです。患者さんに一番接する看護師が知らなくてどうするのでしょう。

　看護教育や臨床現場では、輸液に関した詳しい教育・研修は少なく、不十分な知識のまま仕事に従事しているのが現状だと思います。そこで、看護師のみなさんが、勘違いしていた私と同じ轍をふまないよう、輸液管理の正しい知識と方法を知っていただきたいと思い、この本を書きました。

　輸液を楽しく学び、ケアの実践、患者さんの回復につながれば幸いです。

2017年4月

渡辺朔太郎

CONTENTS

イントロダクション 輸液って何だろう？ …… iv

その **1** 輸液に必要な生理学をおさえよう …… 1

1. 人間は、体の半分以上が水でできている …… 2
2. 水は細胞の中と外に存在する …… 3
3. 体内を出入りする水分 …… 5
4. 電解質って何だろう？ …… 7
5. 細胞膜の役割 …… 10
6. 浸透圧って何だろう？ …… 12
7. ナトリウム …… 16
8. カリウム …… 21

その **2** 電解質輸液のキホン …… 23

1. 輸液製剤って何だろう？ …… 24
2. 電解質輸液って何だろう？ …… 26
3. 等張電解質輸液（細胞外液補充液）って何だろう？ …… 27
4. 低張電解質輸液（維持液類）って何だろう？ …… 37
5. 電解質輸液のポイント① 輸液量の決め方 …… 46
6. 電解質輸液のポイント② 輸液速度の決め方 …… 50

その **3** 病態別の輸液管理 …… 51

1. 浮腫の輸液管理 …… 52
2. 脱水の輸液管理 …… 58
3. 心原性ショック時の輸液管理 …… 63
4. 出血性ショック時の輸液管理 …… 64
5. 心不全の輸液管理 …… 66
6. 糖尿病性昏睡時の輸液管理 …… 68
7. 肝不全の輸液管理 …… 70

8. 腎機能低下時の輸液管理 …………………………………… 72
9. 呼吸不全の輸液管理 …………………………………………… 74
10. 周術期の輸液管理 ……………………………………………… 76
11. 輸液管理中の全身観察のポイント …………………………… 80

その4 輸液管理のインシデントに注意！ 87

1. 静脈炎の原因と対策 …………………………………………… 88
2. 輸液ポンプのインシデント …………………………………… 93
3. シリンジポンプのインシデント ……………………………… 95
4. その他の注意点 ………………………………………………… 97

その5 輸液と薬のあれこれQ&A 99

- Q1 末梢静脈ラインで、ソルアセト®F輸液（酢酸リンゲル液）を投与中、「輸血追加」の指示。どうすればいい？ …………………… 100
- Q2 「カリウムの投与は慎重に！」とよく聞くけれど、何が危険なの？ … 101
- Q3 脂肪乳剤は、なぜ単独投与？ 感染対策はどうすればいい？ … 102
- Q4 脂肪乳剤の投与速度は？ ……………………………………… 103
- Q5 心不全治療薬のハンプ®注射用は生理食塩液で希釈せず、単独投与が原則である理由は？ …………………………… 104
- Q6 フェジン®静注を溶解するとき、5％ブドウ糖液を使用する理由は？ 105
- Q7 注射用フサン®を溶解するとき、生理食塩液を使用しない理由は？ … 105
- Q8 オメプラール®注用が輸液との配合で沈殿するのはなぜ？ ……… 105
- Q9 その他、配合変化や血管障害が起こりやすくなる要因は？ ……… 107

索引 ……………………………………………………………………… 109

- 本書で紹介している治療・ケア方法などは、執筆者が臨床例をもとに展開しています。実践により得られた方法を普遍化すべく努力しておりますが、万一本書の記載内容によって不測の事故等が起こった場合、著者、出版社はその責を負いかねますことをご了承ください。
- 本書に記載している薬剤等の選択・使用方法については、出版時最新のものです。薬剤等の使用にあたっては、個々の添付文書を参照し、適応・用量等は常にご確認ください。

装丁：熊アート　本文デザイン・DTP：熊アート　カバー・本文イラスト：みやよしえ

イントロダクション

輸液って何だろう？

　輸液療法は、脱水の治療から始まったといわれています。かつて、コレラや小児下痢症で多くの命が失われていました。それを輸液療法が救ったという歴史があります。

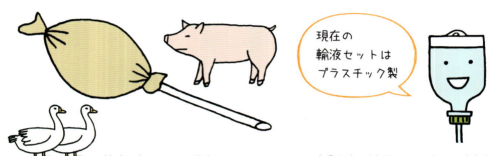

輸液の起源は、17世紀にWilliam Harveyが「血液の循環の原理」（1628年）を発表したことが端緒とされ、イギリスのSir Christopher Wrenがガチョウの羽とブタの膀胱を用いて溶解液をイヌの血管内に投与したのが始まりとされています（輸液製剤協議会ホームページより）。

現在の輸液セットはプラスチック製

　一般的に輸液というと、「栄養」を補う方法というイメージが強いのではないでしょうか。アミノ酸やビタミンの点滴など、栄養輸液が頭に浮かぶ人も多いと思います。

　輸液とは文字どおり、液体を体内に輸送することです。もっと簡単にいえば、体の中に水が足りないから、それを足しましょうということです。栄養輸液も必要ですが、まず生命の維持として水・電解質輸液を理解する必要があります。

　学問的な話は、詳しくすれば難しくなるばかりで、きりがありません。私たち看護師にとっては、臨床に直結していることが重要です。まずは基本中の基本、なぜ人間には水・電解質が必要なのかという点をしっかり学びましょう。

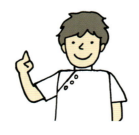

この本では、臨床で日常的に行う「電解質輸液」を中心にみていきます！

その1 輸液に必要な生理学をおさえよう

輸液を学ぶ前に、まずは生命維持の源として
水・電解質を理解する必要があります。
水がなければ人間は生きてはいけません。
水・電解質はとっつきにくい領域ですが、
輸液管理で欠かせない知識であり、理解できれば、
実務がぐっとおもしろくなるはずです。

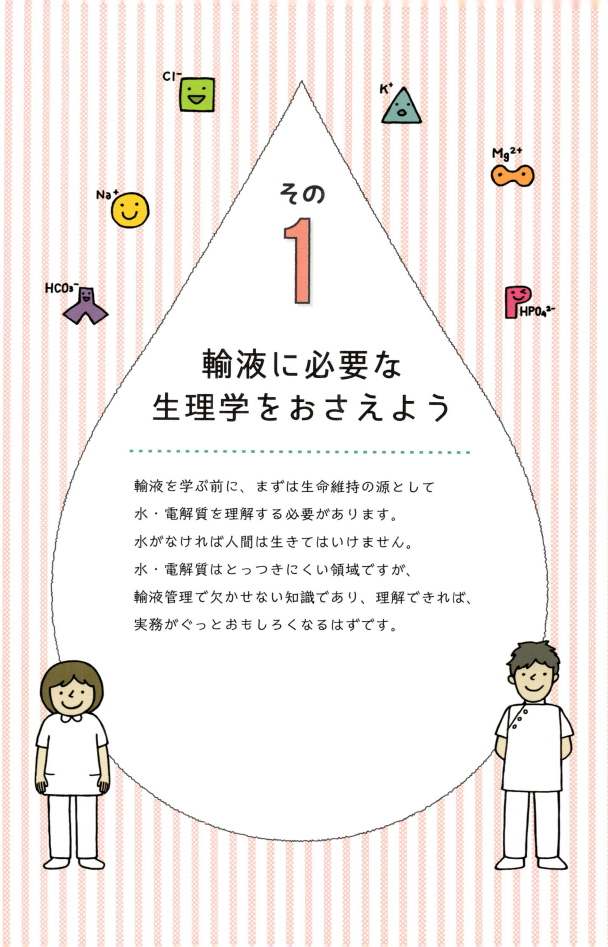

その1　輸液に必要な生理学をおさえよう

1 人間は、体の半分以上が水でできている

ヒトの体重の約60%は、水分（体液）です。

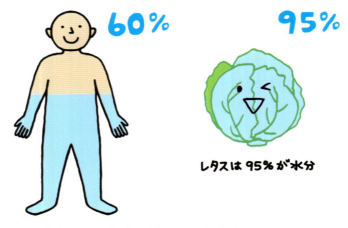

ヒトの全体液量は、歳をとるとともに減っていきます。

ヒトは成長とともに、生きるために必要な脂肪が体についていく代わりに、体液の割合が減っていくからです。高齢者の体液量が減っていくのは、加齢に伴う自然な体内バランスの変化による結果であり、筋肉が衰えていくのと同様に老化現象の1つと考えられます。

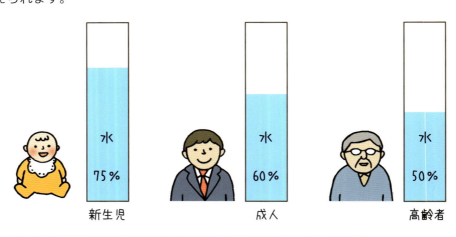

女性の体液量は男性より約5%少ないことがわかっています。女性の体脂肪率が男性よりも多いからです。しかし、臨床的な観点からは、男女差はあまり気にする必要はありません。

その1 輸液に必要な生理学をおさえよう

2 水は細胞の中と外に存在する

体重の約60％を占めるヒトの体液は、細胞の中に存在する水（細胞内液）と細胞の外に存在する水（細胞外液）の大きく2つに分かれます。

体液60％の内訳は、細胞内液の量が40％、細胞外液の量が20％です。細胞内液は体内の水分の約3分の2を占めています。

残りの3分の1である細胞外液は、血管内を循環する血液とリンパ管内を循環するリンパ液（血漿など）、細胞と細胞の間に存在する細胞間の水分（間質液）に分けられます。水分量は、血漿は体重の約5％、間質液は約15％です。意外かもしれませんが、細胞内液は体の中を巡る血液量よりもずっと多いのです。

血液は、体のすみずみまで酸素、栄養、ホルモンなどを運ぶ重要な役割を担っています。血漿は血液の半分以上を占める液体成分です。そして、血漿のほとんどが水でできています。

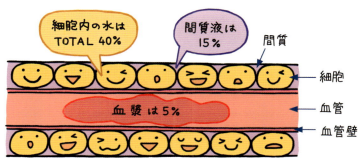

〈体液60％の内訳〉

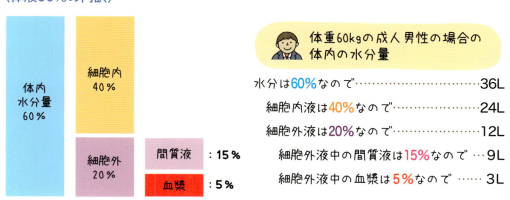

体重60kgの成人男性の場合の体内の水分量

水分は60％なので……………………36L
細胞内液は40％なので………………24L
細胞外液は20％なので………………12L
細胞外液中の間質液は15％なので…9L
細胞外液中の血漿は5％なので……3L

不足した水分を補う一番簡単な方法は、口から水分を摂取することです。日常から行われていることであり、全身へ水分が行きわたります。
　では、口からの水分補給が難しい場合はどうしますか？　そんなときに登場するのが輸液です。輸液を点滴することによって、たとえ水が飲めない状態だったとしても、体内で不足している水分を補給することができます。

　とはいえ、細胞の中の水分（細胞内液）が足りなければ、細胞の1つ1つに直接水分を入れたいところですが、細胞の中に個別に点滴することはできません。
　また、細胞と細胞の間の水分（間質液）が足りない場合、細胞の間に直接点滴できればいいのですが、どの部分に水分が足りないのかを確認することはできません。
　私たち医療者にできる**唯一の方法は、血管の中に水分を投与すること**であり、血管内に水分を補うことではじめて輸液ができるのです。つまり、私たちが直接関与できるのは、体内の水分のわずか5％。体重60kgの成人男性の場合は、体内の水分36Lのうち、わずか3Lです。しかし、輸液の成分によって、この投与方法で細胞内にまで広がらせることで、足りない部分の水分を満たすことができます。

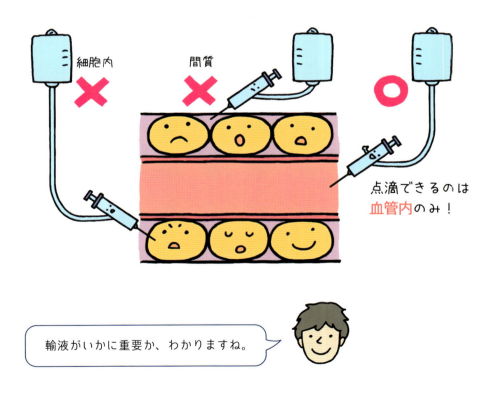

輸液がいかに重要か、わかりますね。

その1　輸液に必要な生理学をおさえよう

3 体内を出入りする水分

　私たちが口から摂取する水分は、体重60kgの成人の場合、1日およそ1.8L（1800mL）です。

　そんなに摂取していないと感じるかもしれませんが、食事の中にも水分は入っています。そのため、水だけでなく食事も含め、1日におよそ1800mLを摂取しています。

　口から水分をまったくとらなくても、体の中では水がつくられています。
　私たち人間は、体内に酸素を取り入れ、酸素を燃焼させてエネルギーをつくり出します。酸素を燃焼したときに発生するのが、二酸化炭素と水です。==この体内で代謝してできる水を「代謝水」といい==、1日約300mLになります。

代謝水の発生

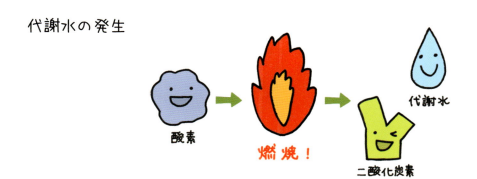

〈体内に入ってくる1日水分量〉

口から摂取する水分 1800mL ＋ 代謝水 300mL ＝ 2100mL

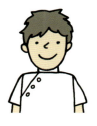

合計で2100mLの水が体内に入ってくることになります。

反対に、出ていく水分の量はというと、およそ尿で1300mL、便にも当然水分が含まれているので、下痢でもなければ100mLほど出ていきます。

　もう1つ大事なものに「不感蒸泄」があります。呼吸や、体の表面などから1日700mLぐらいの水分が何もしなくても出ていくのです。

〈体の外に出ていく水分量〉

尿 1300mL ＋ 便 100mL ＋ 不感蒸泄 700mL ＝ 2100mL

　このような生体における水分の出入りを「水分出納」といいます。特に異常がなければ、入ってくる水と、出ていく水とで、ほぼ「±0」です。このように、私たちの体は水分を一定に保っています。

〈1日の水分量の出入り〉

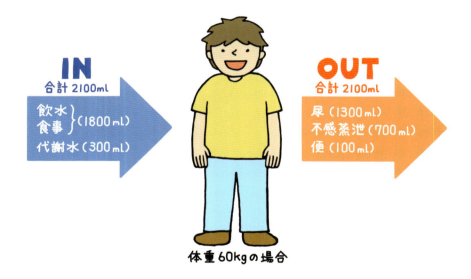

その1　輸液に必要な生理学をおさえよう

4 電解質って何だろう？

体の中の水分である体液には5大栄養素の1つ、ミネラル（ナトリウム、カリウム、鉄など）が含まれています。ミネラルには、体の調子を整えたり、体の組織を構成するはたらきがあります。

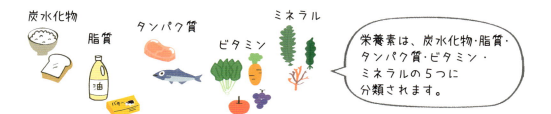

栄養素は、炭水化物・脂質・タンパク質・ビタミン・ミネラルの5つに分類されます。

ミネラルは水に溶けると電気を通します。このように、水中で電気を帯びて電気を通すようになる物質のことを「電解質」といいます。

電解質は体にとって重要な役割を果たしており、少なすぎても、多すぎても、細胞や臓器の機能が低下し、命にかかわることがあります。

主なミネラルには、塩化ナトリウム（NaCl）や塩化カリウム（KCl）、硫酸マグネシウム（$MgSO_4$）、硫酸カルシウム（$CaSO_4$）などがあります。これらは水に溶けると、電気を帯びた陽イオンと陰イオンに分かれます。

ここで陽イオンと陰イオンが出てきました。久しぶりに聞いたこの単語をみなさん覚えていますか。中学時代に習ったはずなんですが…忘れてしまいましたよね。

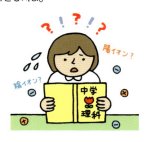

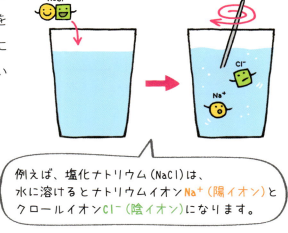

例えば、塩化ナトリウム（NaCl）は、水に溶けるとナトリウムイオンNa^+（陽イオン）とクロールイオンCl^-（陰イオン）になります。

物質を構成する基本的な成分のことを元素といい、元素の実際の姿であるものを原子といいます。原子は原子核と電子から構成されています。原子核は陽子と中性子からできています。

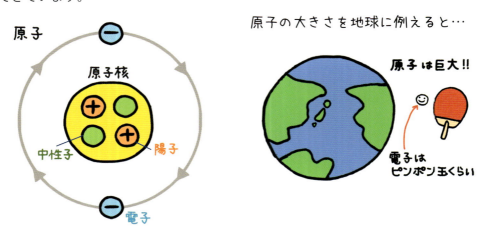

　陽子は電気的に正（＋、プラス）に、電子は負（－、マイナス）の粒子で、中性子は電気をもっていない粒子です。つまり、原子は電気的に中性といえます。どの原子でも、陽子の数と電子の数は同じだからです。原子が余計に電子を受けとったり、電子を失ったりして全体的に電気を帯びた状態になると、原子はその性質を変えます。＋（プラス）か－（マイナス）の電気を帯びた状態の原子のことを「イオン」といいます。

〈例❶　ナトリウムがNa⁺になる理由〉

〈例❷　クロールがCl⁻になる理由〉

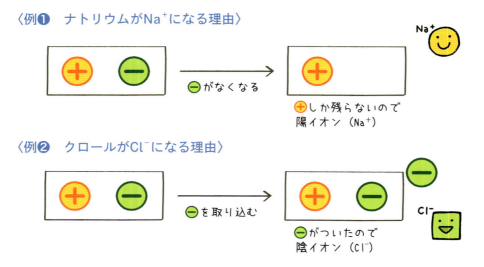

　ナトリウム（Na）もクロール（Cl）も、原子の状態であれば電気的には中性です。しかし、2つの原子がくっつこうとするとき、ナトリウムは＋（プラス）の電気を帯びた陽イオンに変化し、クロールは－（マイナス）の電気を帯びた陰イオンに変化します。

原子によって陽イオン（＋）になりやすい、陰イオン（－）になりやすいというのが決まっています。また「2＋」「2－」などと電解質によって数字が異なるのは、イオンになるときに失う電子の数、取り込む電子の数を表しているのです。

　どの原子がいくつの電子を失ったり受け取ったりするのかは覚えるしかありません。イオンが出てくるたびにチェックしましょう。

> 電解質があれば非電解質もあります。
> 非電解質は水に溶けても電解質になりません。
> 生体では、ブドウ糖、尿素、脂質（コレステロール、中性脂肪）など。

〈人間の体液に含まれる主な電解質とその役割〉

主な陽イオン	ナトリウムイオン　Na^+	・体の水分量および浸透圧の調節 ・神経の伝達、筋肉の収縮　など
	カリウムイオン　K^+	・神経の伝達、心臓・筋肉の収縮調整　など
	マグネシウムイオン　Mg^{2+}	・筋肉の収縮、骨や歯をつくる ・酸素の活性化　など
	カルシウムイオン　Ca^{2+}	・神経の伝達、心臓・筋肉の収縮 ・骨や歯をつくる ・血液を固まりやすくする　など
主な陰イオン	クロールイオン　Cl^-	・体の水分量および浸透圧の調節 ・胃酸をつくる　など
	重炭酸イオン　HCO_3^-	・体内の過剰なH^+（水素イオン）を取り除く ・酸を中和し、細胞内および尿で緩衝剤になる　など
	リン酸水素イオン　HPO_4^{2-}	・骨や歯をつくる ・細胞のエネルギー源となる　など

その1　輸液に必要な生理学をおさえよう

5 細胞膜の役割

体液に含まれる電解質は、細胞内と細胞外では大きく異なります。

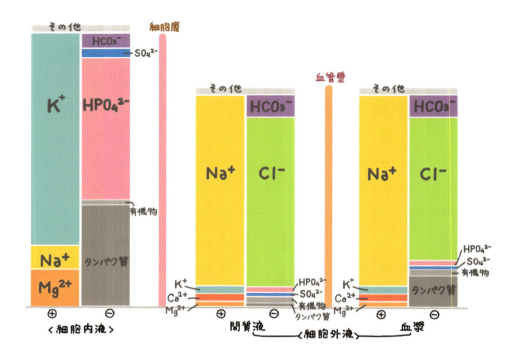

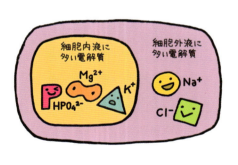

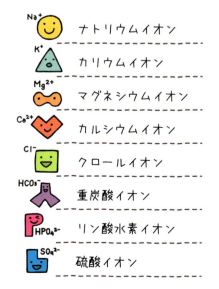

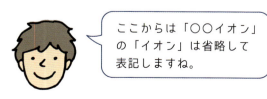

ここからは「○○イオン」の「イオン」は省略して表記しますね。

なぜ、細胞内液と細胞外液では含まれる電解質が異なるのでしょうか？

細胞には細胞膜という膜があり、細胞内と細胞外の電解質を分けています。

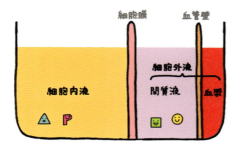
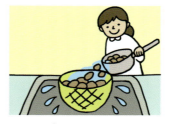

一定のものは通す

細胞膜には半透膜という性質があります。半透膜とは、一定の大きさ以下の分子（ブドウ糖など）やイオンのみを透過する膜のことです。ザルのようなもので、一定の大きさまでの物質は通すけれど、それより大きい物質は通しません。

どのような物質にもザルのような穴があると考えられています。その穴が大きいか小さいかで通す物質が異なり、例えば、ゴム風船（ポリエチレン）は水を通しませんが、空気は通します。空気を通す穴があるからです。

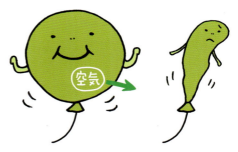

ゴム風船も小さな穴があいていて空気が抜けるので、翌日にはしぼんでしまう。

同様に、半透膜は大きさによって通せるものと通せないものがあります。

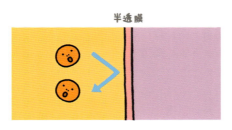
ある一定の大きさの分子は、半透膜を通過できない。

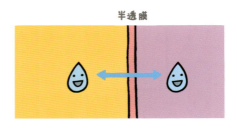
水（溶媒）は自由に通ることができる。

ちなみに、全透膜もあります。全透膜はどのような溶質・溶媒も自由に通過できます（例：植物の細胞を覆う細胞壁）。

その1　輸液に必要な生理学をおさえよう

その1 輸液に必要な生理学をおさえよう

6 浸透圧って何だろう？

　半透膜を挟んで、液面の高さは同じで濃度の異なる溶液があるとき、低濃度側から高濃度側へ溶媒が移動します。この濃度を均一にしようとはたらく圧力のことを「浸透圧」といいます。簡単にいうと「同じ濃度になろうとする力」です。

　半透膜を挟んで溶質の濃度が高い溶液と低い溶液があった場合、両方の濃度を等しくするように、濃度が低いほうから高いほうに水が動こうとします。

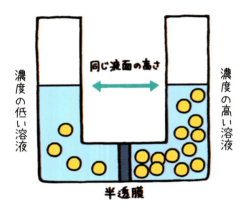

1 容器に入れる

半透膜で仕切られた容器に、濃度の違う2種類の溶液を同じ高さまで入れる。

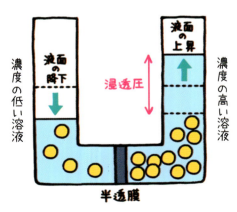

2 水が移動

すると、濃度が等しくなるように、水は濃度の高い溶液のほうへ移動する。
結果、高いほうの溶液が水で薄まって、もう一方の溶液と同じ濃度になる。
そのときに高いほうの溶液は水が増えたぶん、水位が高くなる。
反対に、濃度が低いほうの溶液は水が出ていったぶん、水位が低くなる。

溶質→液体に溶けている物質
溶媒→溶質を溶かしている液体
溶液→溶質が溶媒に溶けた液体全体

具体的に、浸透圧のしくみを考えてみましょう。

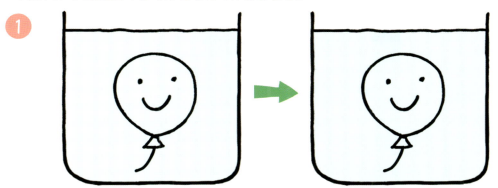

容器に、ナトリウムが入っている溶液を満たします。次に半透膜でできた風船の中に同じ濃度の溶液を入れて、容器の中に入れます。内外の濃度が同じでバランスがとれています。容器内の溶液の濃度、風船内の溶液の濃度が同じなので、風船の大きさは変わりません。

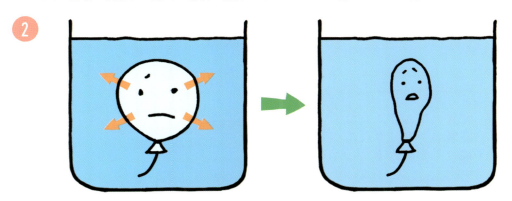

次に、容器内の溶液を濃くすると、容器内のナトリウム濃度が、風船内の濃度と同じになるよう、風船内の溶液から容器内へ水が移動して、風船がしぼんでいきます。

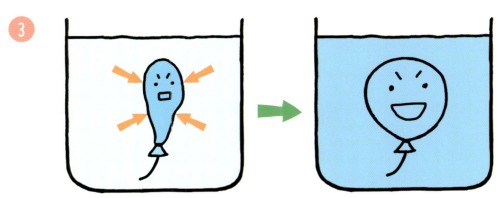

今度は、風船の中の溶液を濃くしてみると、風船内のナトリウム濃度が、容器中の濃度と同じになるまで水が移動し、風船が膨らんでいきます。

内外の濃度が等しくなるように、濃度の低いほうから高いほうへ移動するのです。

浸透圧には、①膠質浸透圧と②晶質浸透圧（血漿浸透圧）があります。

　主にアルブミンの濃度によって生じる浸透圧のことを、膠質浸透圧といいます。一方、血漿中のナトリウムやカリウムによって生じる浸透圧が晶質浸透圧で、血漿浸透圧ともいいます。
　細胞内液と細胞外液との間は晶質浸透圧で、血漿や間質液は膠質浸透圧で調整されています。

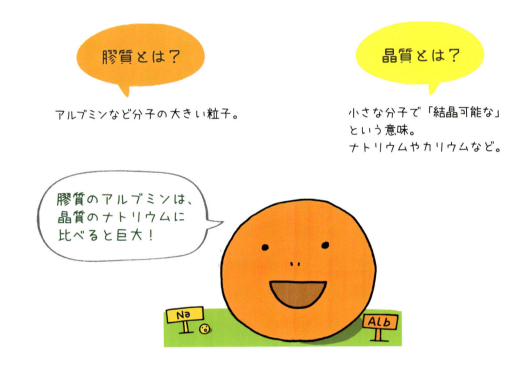

　膠質浸透圧と晶質浸透圧の比率は、1：200です。つまり、膠質浸透圧は晶質浸透圧の1/200程度です。私たちの体の中でまず考えなくてはいけないのは、晶質浸透圧です。晶質浸透圧に関与するナトリウムやカリウムのバランスを保つほうが、アルブミン濃度を上げることよりも重要です。なぜなら、その大部分が血漿中に溶解している電解質（ナトリウム、カリウムなど）によって維持されているからです。
　晶質浸透圧に影響しているのは、主にナトリウム、カリウムですが、それ以外で影響する分子として、ブドウ糖や血中の尿素窒素があります。

晶質浸透圧（血漿浸透圧）を計算してみましょう。

晶質浸透圧（mOsm/kgH₂O）
= 〈（ナトリウム濃度＋カリウム濃度）×２〉＋〈血糖値÷18〉＋〈尿素窒素÷2.8〉

① ナトリウムとカリウムの濃度を２倍する。
② 血糖値を18で割る（理由：単位を換算するため）。
③ 尿素窒素の値を2.8で割る（理由：単位を換算するため）。
④ ①②③を足す。

例えば、ナトリウム：135（mEq/L）、カリウム：5（mEq/L）、血糖値：90（mg/dL）、尿素窒素：20（mg/dL）の場合

① （135＋5）×2＝280
② 90÷18＝5
③ 20÷2.8＝7.1
④ 280＋5＋7.1＝292.1（mOsm/kgH₂O）

晶質浸透圧の正常値　約285～295mOsm/kgH₂O

この計算でわかるように、浸透圧の大部分はナトリウムの濃度で決まりますが、高血糖や脱水傾向で尿素窒素の値が高くなると浸透圧が左右されるということです。

浸透圧が正常値より高値なら脱水傾向、低値なら溢水傾向と、１つの判断指標になります。

> 晶質浸透圧は血液ガス検査などでも測定できます。

その１　輸液に必要な生理学をおさえよう

ちょっと難しい単位 mOsm

浸透圧の単位で、ミリオスモルと読みます。
- mOsm/L：溶液１Lあたりの、イオンなどの固形物分子のミリmol数（溶液１Lに溶けている粒子の数）
- mOsm/kgH₂O：水１kgあたりの、イオンなどの固形物分子のミリmol数
鉛筆12本で１ダースと呼ぶように、粒子が$6×10^{23}$個あると１mol（モル）といいます。

その1　輸液に必要な生理学をおさえよう

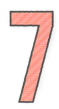 ナトリウム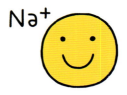

　ナトリウムは血液の調節をする中心的役割を担います。特に細胞内外の水の出し入れで主要な役割を果たします。
　ナトリウムは細胞外液中に最も多い陽イオンであり、体内水分量の増減により濃度は変化します。

　ナトリウムの異常は、必ずしも体内でのナトリウム総量の過不足ではなく、ナトリウムに加わった水が問題になります。「体のナトリウムが失われた＝（一緒に）水が失われた」ということです。
　そこに水だけを補っても、体の中や、血管の中に蓄えられるわけではありません。ナトリウムを投与するということは、単にナトリウムだけでなく、細胞外液量を増やすことにつながります。

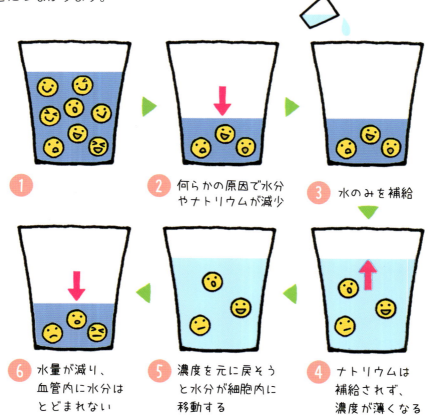

①
② 何らかの原因で水分やナトリウムが減少
③ 水のみを補給
④ ナトリウムは補給されず、濃度が薄くなる
⑤ 濃度を元に戻そうと水分が細胞内に移動する
⑥ 水量が減り、血管内に水分はとどまれない

つまり、水とナトリウムは、切っても切れない関係ということです。ナトリウムは、細胞外液の中で最も多い浸透圧物質であり、それがなくなれば、水も一緒に失われます。ナトリウムの濃度が下がれば浸透圧が下がり、浸透圧を一定に保とうとするはたらきが起こって、水を細胞内に移してしまいます。「ナトリウムの調節＝細胞外液量（循環血漿量）の調節」ということになるのです。

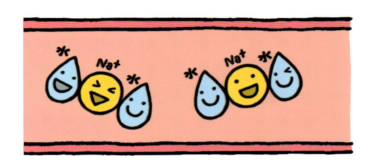

　輸液といえば、「点滴が何L必要？」などと輸液量に意識が向きがちですが、どのような成分・濃度の液を投与するかによって効果がまったく変わってきます。
　ナトリウムの濃度が高い輸液を使用することで、細胞外液が増加します。輸液すなわち水の量というものは、ナトリウム全体量もふまえて計算すべきです。
　では、ナトリウムの妥当な1日摂取量を考えましょう。
　日本の成人の推奨摂取量は、およそ10.0gといわれていますが、実際の平均摂取量は12g／日程度です。高血圧患者の塩分制限としては、その半分程度の6g／日、最低必要量はその半分の3gであるといわれています。塩分（食塩）の主成分は塩化ナトリウムですので、そこから輸液量のナトリウムを考えていきます。

　ここで、"g"を"mEq"で表します。
　1gの食塩（主に塩化ナトリウム）を電解質としての量で表すと約17mEq。

$$NaCl\ 1g = 約17mEq$$

　NaCl 3gであれば51mEqです。約50mEqと覚えましょう。
　輸液に関する文献をみると、だいたいNaCl 3～6gの間を維持量としています。つまり、NaClの妥当な量は4.5g前後と考えられます。

ではこの妥当な量であるNaCl 4.5gをmEqに換算すると……約75mEqです。

NaClの濃度	NaClの電解質濃度
1 g/L	約17 mEq/L
3 g/L	約50 mEq/L
4.5 g/L	約75 mEq/L
6 g/L	約100 mEq/L
9 g/L	約150 mEq/L
12 g/L	約200 mEq/L

そもそも、なぜ電解質量の単位はmEqなのでしょうか。

例えば、塩化ナトリウム（NaCl）は水に溶かすとイオンに分かれます。

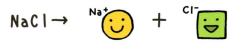

私たちが臨床でよく使う0.9％生理食塩液（1L＝1000mL中に9gの塩化ナトリウムを含有）の電解質組成をみると、1000mL中に含まれるナトリウムは3.54g、クロールは5.46gです。

g（グラム）で表すと陽イオンと陰イオンのバランスがとれているのかわかりませんが、mEqで表すと、共に154mEq/Lであり、電気的にバランスがとれていることがわかります。

電解質では、溶液中の粒（イオン）の数で浸透圧が決まるので、1gの中にどれだけイオンの数があるのかを知ることで浸透圧を計算することができます。粒が大きくても小さくても関係ありません。粒が1Lあたりにどれくらいあるかを考えるのです。イオンの大小は関係なく、数の割合が多いほうが浸透圧は高くなります。

> ### ちょっと難しい単位 mEq
>
> milli-equivalentの略で、ミリイクイバレントと読みます。メックと呼ばれることが多いです。
> mEq/Lは電解質の濃度を表す単位で、体液や輸液など、溶液1Lに含まれている電解質量を表しています。

mEqの利点とは、溶液中にイオンがいくつあるかのバランスをみることができることです。

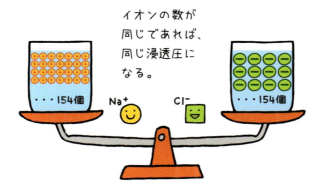

> **計算式**
>
> ナトリウム（Na）の分子量は23　クロール（Cl）の分子量は35.5
> NaClの分子量はNa(23) + Cl(35.5) = 58.5
> 生理食塩液1000mL中に塩化ナトリウムが9g溶解しているので、イオンの量に換算すると…
> 9(g) ÷ 58.5 × 1000(mL) ≒ 154(mEq/L)

物質を小さく分割していくと分子になります。

卵を例に考えてみましょう。

卵を使って料理を作るとき、1個、2個と個数で数えると思います。卵を100gとは数えないでしょう。1個100gの卵を3個使ってオムレツを作るとしたら、卵を300g使うと推測がつきます。それと同じ考え方です。

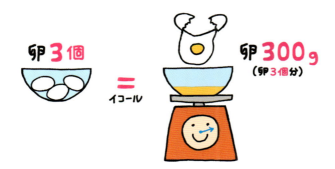

つまり、mEqはイオンの個数で考えます。

> **豆知識**

食品成分表示の「Na」

ナトリウムをさらに身近に感じてもらうには……。

みなさん、コンビニエンスストアなどでお弁当やおにぎりを買って食べることがあると思います。

お弁当の成分表示を見ると、Na 3.0gとあります。「食塩が3.0g。塩分が少ないから、これにしよう。安心、安心」と考えてはいけません。

これはナトリウムの量であり、NaClの量ではないのです。

NaClはNaとClからなります。NaとNaClの比率は23:58.5＝1:2.54であり、Naが1gならばNaClは約2.5gになります。

そこで、==NaCl量にするにはNaを2.5倍します。==

Na 3.0gなら、NaClは7.5g。お弁当1つで、厚生労働省の示す食塩1日量をほぼ達成してしまいます。

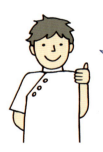

食品成分表示に「Na」と書いてあるときは、その2.5倍がNaClの量と覚えましょう！

その1 輸液に必要な生理学をおさえよう

8 カリウム

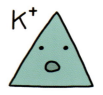

ここまではナトリウムと水を中心にみてきましたが、次に「カリウム」を考えてみましょう。

塩化カリウム（KCl）は水に溶けると、カリウムイオン（K^+）とクロールイオン（Cl^-）に分かれます。

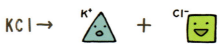

カリウムは、細胞内の主要な電解質であり、神経や筋肉の興奮・伝達・収縮などにかかわる重要なはたらきをしています。

血清カリウムの濃度は通常3.5～5.0mEq/L程度です。体内ではおよそ4000mEqのカリウムを保持しています（KClとしては約300g）。

体内のカリウムは約90％が細胞内液中に存在し、細胞外液中には2％しか存在しません。そのため、細胞外のカリウム値は採血で確認できますが、細胞内は確認できないので、体全体のカリウム値を推測することはできないのです。

カリウムは、交感神経やインスリン、pHの変化により細胞内と細胞外を移動し、調節されています。よって血清カリウム値の異常は、カリウムの摂取と排泄、細胞内外の移動の影響を考えなければなりません。==血清カリウム値の急激な上昇は、心停止など致命的な作用を起こすことがある==ので、細心の注意が必要です。

ちょっと復習！

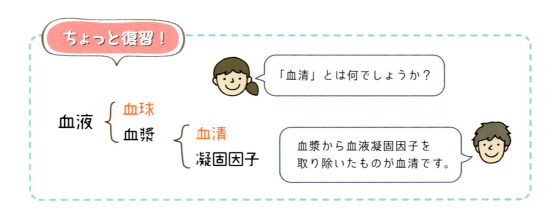

「血清」とは何でしょうか？

血液 ｛ 血球／血漿 ｛ 血清／凝固因子

血漿から血液凝固因子を取り除いたものが血清です。

カリウムの1日の必要量は、塩化カリウムに換算すると約3gです。
電解質の量として考えた場合、塩化カリウム1gは13mEqなので、

$$13(mEq) \times 3(g) = 39\ mEq$$

塩化カリウムの1日所要量（KCl 3 g）＝約40mEqと覚えましょう。

経口摂取されたカリウムは、ほとんど消化管で吸収され、90％以上が尿として排泄されます。そのため、腎機能が低下していると、カリウムが体の外に排出されません。

副腎疾患ではカリウムが低下します。血液検査で血清カリウム値がいつも低いときは、原発性のアルドステロン症を疑う必要があります。

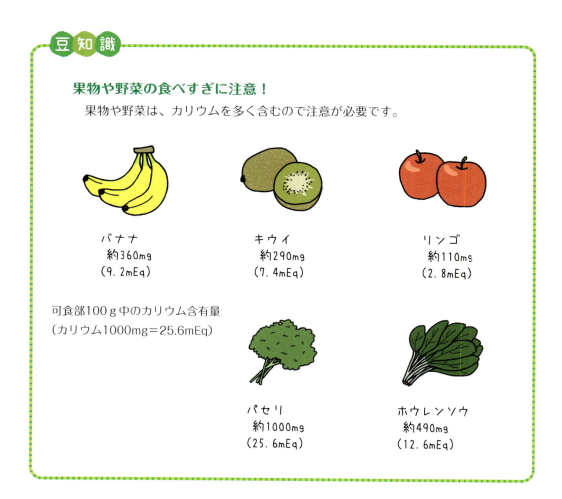

豆知識

果物や野菜の食べすぎに注意！

果物や野菜は、カリウムを多く含むので注意が必要です。

- バナナ　約360mg（9.2mEq）
- キウイ　約290mg（7.4mEq）
- リンゴ　約110mg（2.8mEq）
- パセリ　約1000mg（25.6mEq）
- ホウレンソウ　約490mg（12.6mEq）

可食部100g中のカリウム含有量
（カリウム1000mg＝25.6mEq）

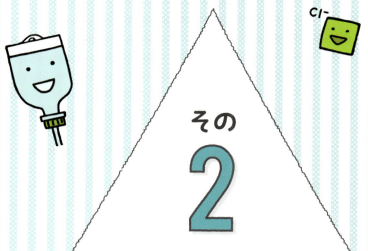

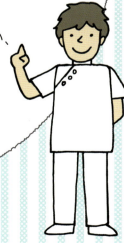

その2

電解質輸液のキホン

輸液には、水分輸液、電解質輸液、栄養輸液などが
ありますが、基本となるのは「電解質輸液」です。
電解質が重要であることは理解していても、
「なんとなく難しくてなじめない…。
よくわからないから、先生に任せちゃおう」
という人も多いのではないでしょうか。
機械的、事務的に点滴を準備するだけなら、
看護師でなくてもいいのです！
電解質輸液製剤にはどのような種類があるのか、
何が違うのか、どう使い分けるのか、
具体的にみていきましょう。

その2 電解質輸液のキホン

1 輸液製剤って何だろう？

みなさんは、「輸液製剤とは？」と聞かれて、きちんと答えられますか？

> 輸液製剤とは、静脈内などを経て体内に投与することによって治療効果を上げることを目的とした容量50mL以上の注射剤であって、水・電解質異常の是正・維持または、経口摂取が不能あるいは不良なときのエネルギー代謝、タンパク代謝の維持を目的とした製剤です。投与に際しては、主に輸液器具（点滴セット）により投与されます。
>
> また、それらとは別に、薬剤投与のための溶解・希釈液として用いられる場合もあります。

（輸液製剤協議会ホームページより引用）

輸液製剤は、ざっくり分けるとこんな感じです。

① 水分輸液
- ・5％ブドウ糖液
- ・蒸留水　など

② 電解質輸液

等張電解質輸液（細胞外液補充液）
- ・生理食塩液
- ・リンゲル液
- ・乳酸リンゲル液
- ・酢酸リンゲル液
- ・重炭酸リンゲル液　など

低張電解質輸液（維持液類）
- ・1号液（開始液）
- ・2号液（脱水補給液）
- ・3号液（維持液）
- ・4号液（術後回復液）

③ 栄養輸液
- 高カロリー輸液
- アミノ酸輸液
- 脂肪乳剤

④ 膠質液（血漿増量剤）

❶ 水分輸液   →p.36参照

主に水分の補充を目的に投与されます。ブドウ糖など炭水化物からなる輸液です。なお、濃度が濃くなると栄養輸液の分類になります。

❷ 電解質輸液

電解質の補給・補正を目的に投与されます。

● 等張電解質輸液（細胞外液補充液）
浸透圧が血漿とほぼ等しい輸液です。

● 低張電解質輸液（維持液類）
生理的に失われる水分と電解質を補う輸液です。

電解質輸液は、輸液の基本です！
次ページから詳しくみていきましょう。

❸ 栄養輸液   →p.44参照

栄養補給を目的に投与されます。

● 高カロリー輸液
電解質、ブドウ糖をはじめ、タンパク質を構成するアミノ酸、ビタミン、微量元素などを含みます。

● アミノ酸輸液
必須アミノ酸など、さまざまなアミノ酸が含まれている輸液です。

● 脂肪乳剤
脂肪が含まれている輸液です。

❹ 膠質液（血漿増量剤）   →p.45参照

血漿の増量、循環血流量の増加を目的に投与されます。アルブミン、デキストラン、ヒドロキシエチルデンプン（HES）などがあります。間質液を血漿内に取り戻したい場合などにも使用されることがあります。

その2　電解質輸液のキホン

2 電解質輸液って何だろう？

　電解質輸液の目的は、電解質の補給・補正です。それぞれの輸液は添加されている電解質が異なり、症状や疾患に合わせて選択されます。

　電解質輸液は、等張電解質輸液（細胞外液補充液）と、低張電解質輸液（維持液類）に大別されます。等張?!　低張?!　一見難しそうですが、ここまで体液の区分をみてきたみなさんには楽勝です。

　輸液を行ううえで大事なのは、==どこの体液を補充するために投与するのか==という点です。細胞内液、細胞外液（間質液、血漿）の体液区分を水槽に見立てて考えてみましょう。
　等張電解質輸液は、==細胞外液中の特に血漿量（血管内水分量）を補充するため==に使用されます。一方、低張電解質輸液は、==体全体の水分量を補充するため==に使用されます。

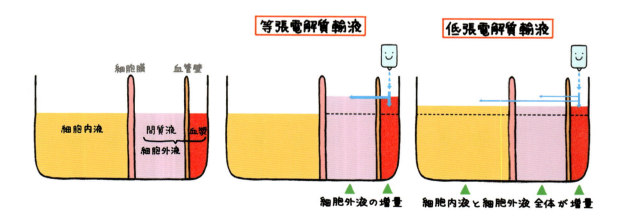

その2 電解質輸液のキホン

3 等張電解質輸液って何だろう？（細胞外液補充液）

　等張電解質輸液は「細胞外液補充液」ともいわれ、文字どおり細胞外液を補充する輸液です。

　等張というのは、電解質の浸透圧が細胞外液（血漿＋間質液）とほぼ同じということです。つまり、投与する輸液は細胞内にはあまり移動せず、血管内や組織間にとどまって、細胞外液量を増やすことができます。

　後で詳しく説明しますが、出血などでショック状態を呈している場合は、血液（血漿）が多く失われているので、等張電解質輸液が多く用いられます。体内の水分全体（約60％）に補充するよりも細胞外液分（約20％）に補充するほうが、血漿を増やすのには効率的なのです。

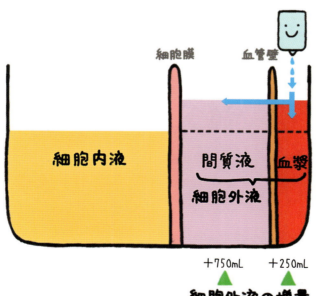

〈例〉生理食塩液1000mLを入れたときの分布

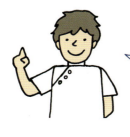

ただし、これらの分布の割合は理論的な考え方で、人間の体は計算どおりにはいきません。常に臨床的な状況をみることが大事です。

等張電解質輸液の分類

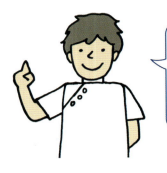

歴史的には、最も組成の簡単な生理食塩液に始まり、リンゲル液、さらに乳酸リンゲル液へと改良が進んできました。
最近では、酢酸リンゲル液や重炭酸リンゲル液も発売されています。

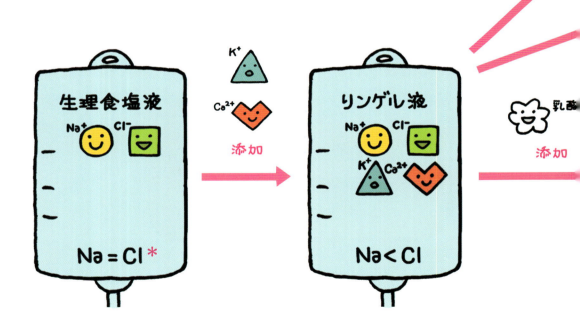

＊各製剤に含まれるナトリウム（Na）とクロール（Cl）の電解質濃度（mEq/L）の比較

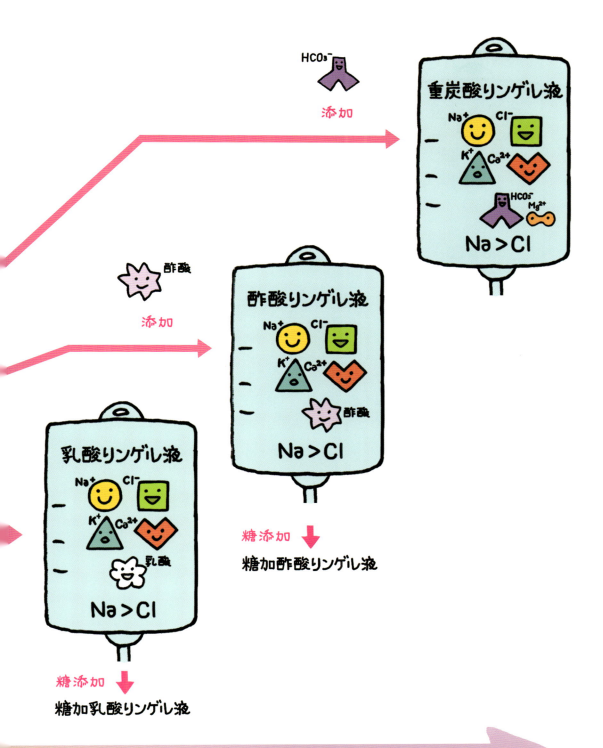

❶ 生理食塩液

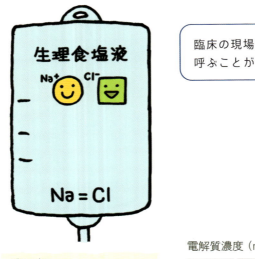

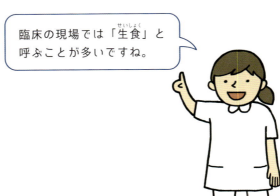

電解質濃度（mEq/L）の例：大塚生食注

[製品例]
大塚生食注、テルモ生食、
生理食塩液、カーミパック®
など

　私たちが普段よく使う0.9％食塩水のことで、水1Lに9gの塩化ナトリウム（NaCl）が添加されています。浸透圧が体液に近い、代表的な等張電解質輸液です。

　みなさんは、「生理食塩液は細胞外液（血漿）と同じもの」と勘違いしていませんか？　私は勘違いしていました。

　生理食塩液は、血漿の電解質をすべてNa^+とCl^-に置き換えた単純な組成の輸液です。血漿には他にもK^+やCa^{2+}、Mg^{2+}などが入っていますが、生理食塩液はNa^+とCl^-だけで他の電解質は入っていません。

　生理食塩液は浸透圧が生理的なだけであって、血漿と同じ成分ではありません。浸透圧が等張であるという意味です。

　生理的な食塩水というと、血清ナトリウムと同程度の140mEqと思いがちですが、血漿には他の電解質も入っています。生理食塩液は、その他10％の電解質をすべてNaClに置き換えているため、140mEqの10％である14mEqを足した154mEqが生理食塩液内のナトリウム濃度になります。

$$140 mEq/L + 14 mEq/L = 154 mEq/L$$

1gのNaClは約17mEqなので、

$$154 (mEq/L) ÷ 17 (mEq) ≒ 9 (g)$$

つまり、NaClが9g入っていることがわかります。

　患者さんの容態急変時や心臓カテーテル検査などの、造影剤検査の後に生理食塩液を点滴することがあります。漠然と点滴ラインをとり、漠然と生理食塩液だけ投与している患者さんはいませんか？　造影剤をより早く体外に排出するため腎臓でより多くの尿を排泄する必要があるので、生理食塩液の輸液選択は正しいのです。ただし、造影剤が排泄されきったら、投与の中止もしくは内容の変更を検討する必要があります。また、その患者さんに塩分制限の食事が提供されてはいませんか？　==塩分制限されているのに生理食塩液が投与されているのは、正しいのでしょうか？==

　このような漠然とした治療が行われないよう、私たち看護師は輸液をしっかり理解する必要があるのです。

豆知識

生理食塩液の活用法

　生理食塩液は、Na欠乏時やCl欠乏時の投与や、抗菌薬などの各種薬剤の溶解・希釈など、細胞外液の補充以外にもいろいろな用途があります。

　また、外用用途としては、等張液であることから組織刺激性が少なく、創傷面や粘膜などの洗浄にも用いられることから、手術室でも多く利用されます。含嗽、噴霧吸入剤など、気管支粘膜の洗浄や喀痰排出の促進にも用いられます。

　500mLおよび1Lバッグ製剤はクローズドシステム(無菌的操作)を使用できる特性を活かし、透析回路の洗浄にもよく用いられています。

　生理食塩液を透析回路で使用すると、回路内を血液と等張にできることと、ダイアライザーと呼ばれる透析器の内外を等張に保てるため、透析開始前にダイアライザーに余計な負荷をかけずに済みます。また、透析液よりもコストが安く済むため、生理食塩液がよく用いられるのです。

❷ リンゲル液

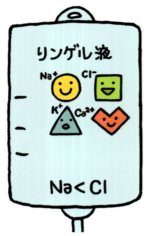

[製品例]
リンゲル液「オーツカ」、
リンゲル液「フソー」

電解質濃度（mEq/L）の例：リンゲル液「フソー」

Na^+	K^+	Ca^{2+}	Cl^-
147.2	4	4.5	155.7

==細胞外液（血漿）によく似た電解質組成を有する==輸液です。Na^+、K^+、Ca^{2+}、Cl^- を含有しています。

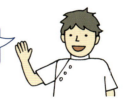

生物学者のリンゲル（Ringer）がつくったので、リンゲル液と呼ばれているそうです。

❸ 乳酸／酢酸リンゲル液

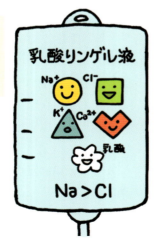

[製品例]
ラクテック®注、
ソルラクト®輸液、
ハルトマン輸液
「NP」　など

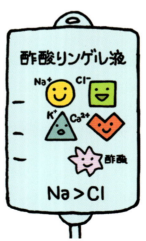

[製品例]
ヴィーン®F輸液、
ソルアセト®F輸液、
ソリューゲン®F注　など

電解質濃度（mEq/L）の例：ラクテック®注

Na^+	K^+	Ca^{2+}	Cl^-	乳酸
130	4	3	109	28

電解質濃度（mEq/L）の例：ヴィーン®F輸液

Na^+	K^+	Ca^{2+}	Cl^-	酢酸
130	4	3	109	28

乳酸／酢酸リンゲル液は、体内で重炭酸（HCO_3^-）になる乳酸／酢酸を含有しています。

　乳酸リンゲル液の電解質組成は各社同一で、Na^+、K^+、Cl^-、Ca^{2+}を含み、体内の水素イオン（H^+）を中和する乳酸ナトリウムを配合しているのが特徴です。

　電解質バランスにすぐれており、乳酸リンゲル液の「ラクテック®」であればNaは130mEq/L、Clは109mEq/Lとそれぞれ生理食塩液に比べ、混注量が少なく、過剰になりにくいのです。

　血漿のNa濃度は約140mEq/L、Cl濃度は約100mEq/Lです。生理食塩液はNaも、Cl濃度も約154mEq/Lなので、生理食塩液だけ投与し続けていると、過剰投与になります。

　また、血漿中にはアルカリ成分のHCO_3^-が含まれており、生理食塩液などアルカリ成分を含まない輸液を大量に投与すると、アルカリ成分が薄まり、酸性に傾き、希釈性アシドーシス（代謝性アシドーシス）となります。そのため、体内で代謝されてアルカリ作用をもち、HCO_3^-を生じる乳酸または酢酸を混ぜておくと、アシドーシスに傾きにくくすることができます。

　乳酸の代わりに酢酸ナトリウムを配合したのが酢酸リンゲル液ですが、電解質組成は乳酸リンゲル液と同じです。

　乳酸と酢酸は、どう違うのでしょうか？

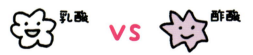

　乳酸は、主に肝臓で代謝され、代謝速度が遅いとされています。ショック時などのアシドーシスが進行している場合、乳酸を投与していいのか、また肝臓が悪い人にはどうすればいいのか迷うこともあるでしょう。乳酸は肝臓で代謝されるため、アシドーシスが進行していたり、肝臓が悪い人は、アシドーシスの進行が助長されるため、乳酸リンゲル液の投与は避けるべきと考えられています。

　一方、酢酸は肝臓以外の筋肉などで代謝され、乳酸より早くHCO_3^-に変わります。酢酸を加えたほうが、体の中の酸塩基平衡を保つのに有利であるという考えから、酢酸を加えた酢酸リンゲル液が開発されました。

❹ 糖加乳酸／酢酸リンゲル液

[製品例]
ハルトマンD液「小林」、
ラクテック®D輸液、
ソルラクト®D輸液　など

[製品例]
フィジオ®140輸液、
ヴィーン®D輸液、
ソルアセト®D輸液　など

電解質濃度（mEq/L）の例：
ソルラクト®D輸液

Na^+	K^+	Ca^{2+}	Cl^-	乳酸
131	4	3	110	28

電解質濃度（mEq/L）の例：
フィジオ®140輸液

Na^+	K^+	Mg^{2+}	Ca^{2+}	Cl^-	酢酸
140	4	2	3	115	25

Gluconate$^-$：3
Citrate^{3-}：6

　乳酸／酢酸リンゲル液には、電解質のみを配合した製剤と、糖を配合した糖加乳酸／酢酸リンゲル液があります。配合される糖質はマルトース、ソルビトールおよびブドウ糖で、いずれも<mark>糖濃度は5％</mark>です。

　輸液を必要とする病態は経口摂取が不良、もしくは困難な場合が多く、水・電解質とともに、血糖を維持するため糖質を補給する必要があるため、糖加乳酸リンゲル液が用いられます。

　5％ブドウ糖を加えた乳酸リンゲル液が「ラクテック® D輸液」
　Dはdextrose（デキストロース：Dグルコース）

　5％ソルビトールを加えた乳酸リンゲル液が「ラクテック® G輸液」
　Gはglucitol（グルシトール：D-ソルビトール）

> よく誤解されていますが、Gはglucose（グルコース）ではありません。グルシトールは脱水素酵素であり、栄養というよりも利尿などの目的で使用されることが多いです。

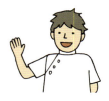

　5％マルトースを加える乳酸リンゲル液が「ポタコール® R輸液」
　Rはreplacement（補充）

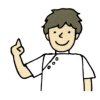

> マルトースは二糖類であり、代謝速度が遅く血糖値に影響を与えることが少ないとされており、糖尿病患者などに使用することがあります。

❺ 重炭酸リンゲル液

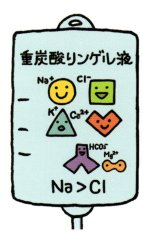

[製品例]
ビカーボン® 輸液、
ビカネイト® 輸液

電解質濃度（mEq/L）の例：ビカーボン® 輸液

Na^+	K^+	Mg^{2+}	Ca^{2+}
135	4	1	3

Cl^-	HCO_3^-	
113	25	Citrate^{3-}：5

近年、重炭酸（HCO_3^-）を配合した重炭酸リンゲル液も発売されています。

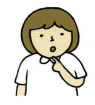

なぜ、最初からHCO_3^-が配合されなかったのですか？

リンゲル液には、Ca^{2+}が入っており、HCO_3^-を配合することで炭酸カルシウムを生じ、沈殿が生じます。輸液の中に沈殿が生じると使いものにならないのです。また、HCO_3^-は水溶液中で不安定であることから、製品化は難しいとされてきました。

技術的な課題を乗り越えて発売されたのが、「ビカーボン®輸液」「ビカネイト®輸液」などの重炭酸リンゲル液です。乳酸や酢酸が代謝されてHCO_3^-になるのに対し、HCO_3^-そのものが入っているので、代謝が1段階少なくて済むわけです。

重炭酸リンゲル液は、==人間の細胞外液に最も近いリンゲル液==といわれていますが、価格が高いため、救急や手術時など重篤な場面を中心に用いられているのが現状です。

リンゲル液の金額比較（一例）

乳酸リンゲル液（ラクテック® 注）：200円/500mL

酢酸リンゲル液（ソルアセト® F輸液）：136円/500mL

重炭酸リンゲル液：（ビカネイト® 輸液）：224円/500mL

（2017年3月現在）

ちょっとレベルアップ

水分輸液

ここで、電解質輸液と切っても切れない水分輸液を理解しておきましょう。

水分輸液の代表である5％ブドウ糖液は、1Lの水にブドウ糖が50g溶け込んでいます。

$$\text{ブドウ糖の化学式} = C_6H_{12}O_6$$

Cは炭素、Hは水素、Oは酸素ですね。この3つを合わせると炭水化物（糖質）、つまりブドウ糖となります。水（H_2O）は水素（H）と酸素（O）でできています。

体に入った炭水化物は、二酸化炭素と水になって呼気から外に排出されます。つまり、炭水化物であるブドウ糖は、体内に入ると水と二酸化炭素になって消えてしまいます。そのため、5％ブドウ糖液を輸液した場合、==ブドウ糖は細胞内に取り込まれ、溶かしていた水のみが残されます。==

輸液製剤にブドウ糖液が含まれている場合、輸液後はブドウ糖による浸透圧はなくなるのです。そういった点で、==5％ブドウ糖液は事実上、低張電解質輸液==（その液の浸透圧が血漿浸透圧より低い液）といえます。

「それならば、最初から水だけを投与すればいいのに」と思いますが、それは絶対禁忌です。

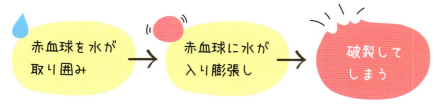

つまり溶血し、赤血球内のカリウムが放出され、高カリウム血症となり、不整脈や心停止を引き起こします。

その2　電解質輸液のキホン

4 低張電解質輸液って何だろう？（維持液類）

　低張電解質輸液は「維持液類」といわれ、基本的には等張電解質輸液（生理食塩液を含む）と５％ブドウ糖液を混ぜたものです。

　体液より電解質濃度が低いため、ブドウ糖を配合して浸透圧を等張にしていますが、ブドウ糖が代謝されると水になるので、細胞内液を含む体全体に水分を補給することができます。等張電解質輸液の割合が多いとナトリウムの補給効果が大きく、５％ブドウ糖液の割合が多いと水分補給効果が大きくなります。

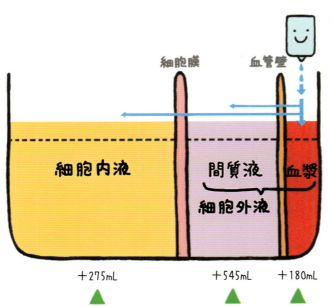

〈例〉１号液（ソリタ®-T1号輸液）1000mLを入れたときの分布

低張電解質輸液の分類

等張電解質輸液
(生理食塩液を含む)

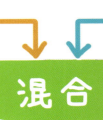

混合

等張電解質輸液の割合：約 1/2

等張電解質輸液の割合：約 1/2〜1/3

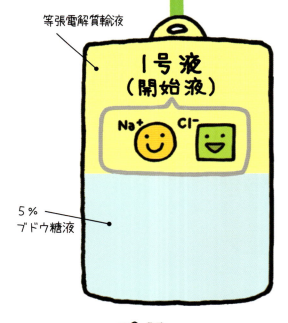

1号液（開始液）
等張電解質輸液
5%ブドウ糖液

※ 乳酸 を含む製品と含まない製品があります。

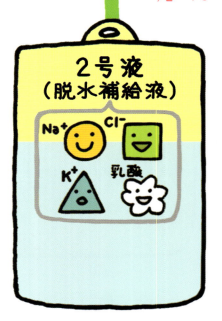

2号液（脱水補給液）

※ Mg^{2+} HPO_4^{2-} を含む製品もあります。

Na補給効果

低張電解質輸液は、等張電解質輸液と5％ブドウ糖液の**配合の割合に応じて、1〜4号液**に分類されます。

5％ブドウ糖液

その2 電解質輸液のキホン

等張電解質輸液の割合：約 $\frac{1}{3} \sim \frac{1}{4}$

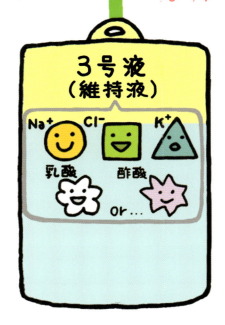

等張電解質輸液の割合：約 $\frac{1}{5}$

※ Mg^{2+} HPO_4^{2-} を含む製品もあります。

水分補給効果

低張電解質輸液は、低張といっても、体液の浸透圧より輸液の浸透圧が低いわけではありません。体液より電解質濃度が低いのです。そのぶんブドウ糖を配合して浸透圧を等張にしています。

　ブドウ糖は体内で代謝され、水のみが残るという話は覚えていますか？　ブドウ糖は体内に入ると代謝されて水になるので、細胞内液を含む体全体に水分を補給します（p.36参照）。

　低張電解質輸液は、等張電解質輸液と５％ブドウ糖液の配合によって、１〜４号に分かれています。ブドウ糖は水になるため、体内組成に大きな役割を果たすのは等張電解質輸液、なかでもベースとなる生理食塩液です。

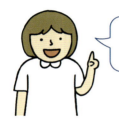

> 生理食塩液が大事なのに、なぜ５％ブドウ糖液を混ぜるのでしょうか？

　生理食塩液は、細胞外液の補充として一度に体内に投与すると、循環血液量が増えて心臓などへの負担が大きくなり、心不全や呼吸不全などに陥ることがあるからです。そのため、患者さんの状態に応じて、配合の割合が異なる輸液を使い分けます。生理食塩液の割合が高くなるとナトリウムの補給効果が大きく、５％ブドウ糖液の割合が高くなると、水分の補給効果が大きくなります。

〈電解質濃度の例〉

	Na^+ (mEq/L)	Cl^- (mEq/L)	K^+ (mEq/L)	グルコース(ブドウ糖) (g/L)
５％ブドウ糖液	0	0	0	50
生理食塩液	154	154	0	0
ソリタ®-T1号輸液	90	70	0	26
ソリタ®-T2号輸液	84	66	20	32
ソリタ®-T3号輸液	35	35	20	43
ソリタ®-T4号輸液	30	20	0	43

（低張電解質輸液：ソリタ®-T1号輸液〜ソリタ®-T4号輸液）

❶ 1号液（開始液）

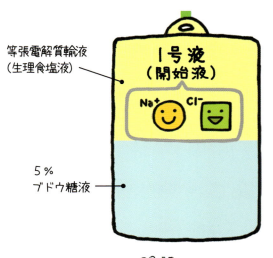

[製品例]
ソリタ®-T1号輸液、
KN1号輸液、
ソルデム®1号輸液　など

電解質濃度（mEq/L）の例：ソリタ®-T1号輸液

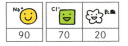

電解質濃度（mEq/L）の例：KN1号輸液

※ 🌸乳酸 を含む製品と含まない製品があります。

　1号液は「開始液」とも呼ばれ、生理食塩液と5％ブドウ糖液を1：1の割合で混合しています。**カリウム（K^+）を含んでいない**のが特徴です。
　緊急時などの**水分・電解質補給の第1選択**であり、例えば救急外来などで病態不明の場合、ナトリウム・カリウム負荷に対し、安全性を考慮して用いられます。それゆえ「開始液」と呼ばれます。

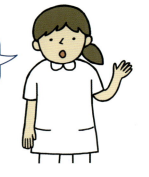

「安全性を考慮して」というのは、どういう意味ですか？

　病態が不明で、「脱水症状がある」「高カリウム血症の可能性がある」患者さんに、いきなりカリウム入りの輸液を投与すると危険です。血清カリウム値が急激に上昇すると、致死性不整脈を誘発することがあるからです（p.21参照）。そのため、カリウムが入っていない1号液が使用されます。

❷ 2号液（脱水補給液）

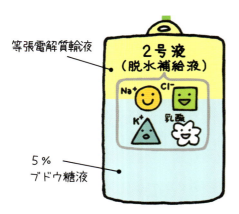

2号液は細胞内に多い電解質、カリウム（K^+）、リン酸水素（HPO_4^{2-}）などを含んでいるのが大きな特徴です。

細胞内電解質が不足する脱水時などに用いられ、「脱水補給液」とも呼ばれます。

❸ 3号液（維持液）

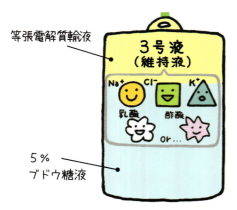

3号液は「維持液」と呼ばれます。

みなさんが病院で一番使用しているのが、3号液だと思います。1日に必要な水分・電解質が組成の基準となっています。そのため、「維持液」と呼ばれています。

3号液を詳しくみてみましょう。

ヒトが平均的に摂取する1日水分量を2L（2000mL）、ナトリウム（Na）の必要摂取量を75mEq、カリウム（K）の必要摂取量を40mEq、それを輸液で投与する場合、必要な輸液量は2Lの中にNaが75mEq、Kが40mEq入った輸液ということになります。この輸液のNa濃度は37.5mEq/L、K濃度は20mEq/Lです。

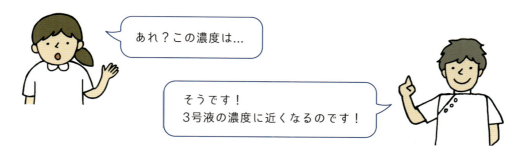

あれ？この濃度は...

そうです！
3号液の濃度に近くなるのです！

❹ 4号液（術後回復液）

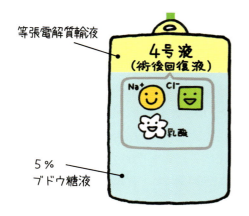

[製品例]
ソリタ®-T4号輸液、KN4号輸液、ソルデム®6輸液　など

電解質濃度（mEq/L）の例：ソリタ®-T4号輸液

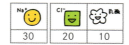

Na⁺	Cl⁻	乳酸
30	20	10

　4号液は、==電解質濃度が4種類の中で一番低く、水分の補給に最も効果的なはたらきをする==低張電解質輸液です。体内水分量が多く、腎機能が未成熟な新生児・乳幼児の場合や、術後早期などで腎機能が弱っている患者さんの場合に用いられることから、「術後回復液」と呼ばれています。

このように、低張電解質輸液は4種類に分類されていますが、いずれも生理食塩液が考え方の基準になっています。言い換えれば「濃度の違う食塩水」とシンプルに考えることもできます。

その2　電解質輸液のキホン

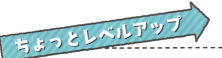

栄養輸液

● 高カロリー輸液

　高カロリー輸液は、TPN(total parenteral nutrition)といわれています。完全静脈栄養法という意味で、必要なエネルギーや電解質、各種栄養素（アミノ酸やビタミン、微量元素など）を、経静脈的に必要十分量を投与できる栄養法です。

　TPNは、末梢静脈ではなく中心静脈内に留置したカテーテルを介して投与します。なぜ末梢静脈で投与が行えないかというと、濃度の高い輸液を末梢静脈などの細い静脈に点滴すると、静脈炎などを起こしやすいからです (p.92)。中心静脈は太い血管で、血液がたくさん流れており、濃度の高い輸液を点滴しても血液で薄まり、血管には影響が出にくいというわけです。

　以前は（今でもまだまだそうなのですが）、この方法はIVH(intravenous hyperalimentation)と呼ばれていました。「hyper」とは「過剰」を意味します。

　つまり、hyperalimentationとは「過剰栄養」ということです。国際的にもIVHよりTPNのほうが適切であるという意見が多く、TPNを用いる方向になっています。

●アミノ酸輸液

　アミノ酸を補充したり、アミノ酸バランスを整えたりするもので、病態によって適正組成の各種アミノ酸製剤（腎障害、肝不全、総合アミノ酸、小児用など）があります。

　アミノ酸は種類が多く、適正組成を決定することが容易でないことから、各種の組成が提唱され、それに基づいたアミノ酸製剤が開発されてきました。TPNの普及に伴い、日本ではタンパク源としてアミノ酸製剤が用いられます。

●脂肪乳剤

　脂肪乳剤を投与する目的は、効率のよいエネルギー補給と必須脂肪酸の供給です。

　脂質は9kcal/gで、糖質やタンパク質に比べて、2倍以上の効率のよいエネルギーを有します。また、エネルギー源を糖質のみ利用した場合には、高血糖やインスリン分泌に伴う脂肪合成が亢進して、脂肪肝になる恐れがありますが、脂肪乳剤を併用することによりこれらの副作用を低減できます。

　必須脂肪酸を含まないTPNでは、数週間で必須脂肪酸欠乏症が発症するといわれています。必須脂肪酸欠乏症の臨床症状には、魚鱗癬様皮膚症状や脂肪肝などがあります。

膠質液

　膠質とは、アルブミンなど分子量の大きな粒子のことで、このような大きな粒子を含む液を膠質液といいます。一方、晶質は、ナトリウムなど分子量の小さな粒子のことで、晶質を含む液を晶質液といいます（p.14参照）。等張電解質輸液、低張電解質輸液などの電解質輸液は、晶質液になります。ちなみにアルブミンの分子量は約66000、ナトリウムの分子量は23です。

　大きな粒子を含む膠質液は血漿増量剤ともいわれ、血管内にとどまる能力が高く、理論的には出血性ショック（p.64）など、血管内の循環血液量が少なくなった場合に使用されます。

　膠質液の代表がアルブミン製剤です。5％アルブミン製剤は血漿のアルブミン濃度に近いため血漿にとどまりやすく、25％アルブミン製剤は膠質浸透圧（p.14）が上昇し、間質や細胞内から水を引き込み、投与量以上の血漿量が増加します。例えば、25％アルブミン50mL（アルブミン12.5ｇ）では、理論上は約250mLの血漿量増加となります。

　デンプン製剤のデキストランやヒドロキシエチルデンプン（HES）なども膠質液です。また、輸血も広い意味では膠質液に含まれます。

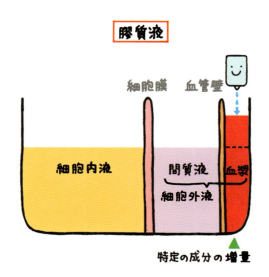

その2　電解質輸液のキホン

5 電解質輸液のポイント①
輸液量の決め方

　輸液製剤の特徴は理解できたでしょうか。では、実際に輸液をどのように投与するのかをみていきましょう。

　輸液は、==1日輸液量と投与速度（1時間にどのくらい投与するか）==が重要です。体液は、心臓、肺、腎臓が主に調整しています。これらの臓器に、許容量以上の水分や電解質が速すぎる速度で投与されると、心不全、不整脈、肺水腫、代謝障害などを起こしてしまうのです。

　食事がとれず、輸液だけで水分補給しなければならない患者さんが入院してきたとしましょう。==1日の必要水分量（維持輸液量）==は、どのように決定するのでしょうか。

　必要水分量を理解するためには、水が足りないとはどういうことなのかを考える必要があります。私たち看護師は、実際の臨床でこういった点に神経を使うべきではないでしょうか。

　p.6で紹介しましたが、==体内に入る水分量（イン）と、体外に排出される水分量（アウト）のバランスを確認していく==ことが大切です。

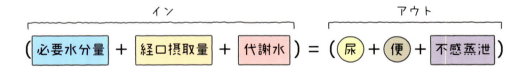

（必要水分量 ＋ 経口摂取量 ＋ 代謝水）＝（尿 ＋ 便 ＋ 不感蒸泄）

　食事をとらなくても、代謝水は1日300mL程度つくられます。食べなくても体の中のエネルギー源は燃焼しているからです。そのため、この体の異化作用でかえって代謝水が増えてしまうことがあります。つまり、経口的に食事ができない場合でも、代謝水は300mLか、それ以上あるということです。

　反対に、不感蒸泄は、呼吸することで息の中に含まれている多くの水蒸気や、皮膚から水分が蒸発します。それがおよそ700mLくらいです。

> 発熱時には、体温が1℃、気温が30℃以上のとき1℃上昇するごとに、不感蒸泄は15％増加するといわれています。

食事、飲水がゼロ、排便がゼロな患者さんの場合、上記の式に当てはめると、必要水分量と代謝水、尿と不感蒸泄しかないことになります。

(必要水分量 + ~~経口摂取量~~ + 代謝水) = (尿 + ~~便~~ + 不感蒸泄)

必要水分量 X + 代謝水 300 = 尿 Y + 不感蒸泄 700

X = Y + 700 − 300

X = Y + 400

つまり、<mark>必要水分量は、尿の量に400mL加えたもの</mark>ということです。ただし、患者さんごとに代謝水や不感蒸泄の量は異なります。数字だけではなく、疾患や発熱などで変化することをふまえて、それぞれの状態をみて、必要水分量を調節する必要があります。

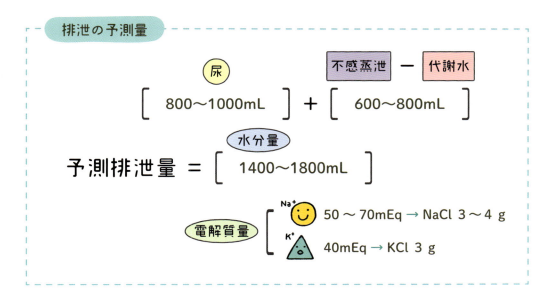

排泄の予測量

尿 [800〜1000mL] + (不感蒸泄 − 代謝水) [600〜800mL]

予測排泄量 = 水分量 [1400〜1800mL]

電解質量
- Na^+ 50〜70mEq → NaCl 3〜4 g
- K^+ 40mEq → KCl 3 g

1日の輸液量を計算し、輸液を開始する場合の総輸液量は、必要水分量になります。

総輸液量 = 必要水分量

一方、輸液を必要とする患者さんは、輸液を開始するとき、何らかの原因で「水や塩分が足りなくなっている」「水や塩分が足りなくなると予想される」ということが大原則です。

輸液を必要とする人とは、例えば、下痢や嘔吐、発熱、大量発汗、経口摂取不能などで、平常より余分に水分や塩分を喪失している人です。

この、平常に比べて欠乏している水分や塩分が、欠乏量です。欠乏している人には、必要水分量に加えて、まず欠乏量を補充しなければいけません。

さらに、輸液を開始しても、即座に下痢や嘔吐が止まるとは限らず、その後も下痢や嘔吐が続くかもしれません。そこで、今後も喪失が続くと予想される量を喪失量として、予定総輸液量に足しておくのです。

総輸液量 ＝ 必要水分量 ＋ 欠乏量 ＋ 喪失量

事例をみてみましょう。

> 昨晩から下痢、嘔吐が続いているAさんが受診しました。
> 身長170cm、体重60kg。バイタルサインは正常範囲内ですが、体重はひと晩で2kg減少したとの訴えがありました。

Aさんに輸液を行うとしたら、何をどれくらい投与すべきでしょうか。

欠乏がなく、今後も喪失しなければ、総輸液量＝必要水分量になります。しかし、嘔吐と下痢により普段より体液を失い、欠乏しています。

ひと晩程度の短期間の体重減少は、体内水分量の減少によると考えてよいでしょう。Aさんの場合、2kgの体重減少は2kg（2L）の水を失っていると考えられます。

次に、輸液を開始しても下痢や嘔吐が続くとして、喪失量を推定します。ひと晩で2Lの体内水分量の減少は、1日量にすると4～6Lです。徐々に軽快すると考えて、喪失量は仮に1L/日と予想します。

必要水分量	2400mL（4-2-1法（p.77）で計算）
欠乏量	2000mL（体重減少量で推定）
喪失量	1000mL（今後の予想：不確実性あり）

必要水分量 2400 ＋ 欠乏量 2000 ＋ 喪失量 1000 ＝ 総輸液量 5400（mL）

総輸液量はあくまで計算上の推定で、正確ではありません。体の調整能力は、輸液量が多ければ尿量を増やし、輸液量が少なければ尿量を減らし、体液量を元に戻そうとします。しかし、輸液が多すぎると、肺水腫になってしまう可能性もあります。そこで、推定した欠乏量＋喪失量の半量を投与する方法（半量補正）で総輸液量を決定します。

　この患者さんに半量補正を当てはめると

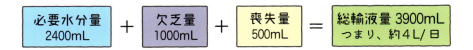

　約4L/日のペースで輸液を開始し、8時間くらいで投与、尿量や下痢・嘔吐の量を再検討し、輸液量を再調整するのがきめ細かい管理といえます。なお、尿が出ていない場合は、尿が出始めるまでは、細胞外液補充液を投与します。

　総電解質量（ナトリウム）はどうなるのでしょうか。

　　3号液（維持液）での輸液量　　　35mEq/L×2.4L=84mEq
　　細胞外液補充液での輸液量　　　130mEq/L×1.5L=195mEq
　　総投与Na（ナトリウム）量　　　84mEq＋195mEq=279mEq

　　塩化ナトリウム（NaCl）にすると、NaCl 1gを17mEqとして、
　　4.9g＋11.5g=約16.4g

　ここまでは、必要水分量を3号液（維持液）で、欠乏量＋喪失量を細胞外液補充液で補ってきました。この2種類で、補充した水分量は4000mL、Naは279mEq（＝NaCl16.4g）となります。必要水分量はいつもの状態を維持するための水分量です。欠乏量と喪失量は、失くした液と同成分の補充であり、嘔吐や下痢、尿などは細胞外液であるため、細胞外液補充液を用いて補うのです。

　これを1種類にするなら、279mEq÷4L＝69.75mEq/Lとなり、約70mEq/LのNa含有の電解質輸液4Lを投与すればよいことになります。

　この濃度に相当するのが、1号液（開始液）です。つまり、1号液とは、Naに関して、「必要水分量・欠乏量・喪失量を同時に1種類で補える」というコンセプトの輸液製剤なのです。

その2　電解質輸液のキホン

6 電解質輸液のポイント②
輸液速度の決め方

　末梢静脈を用いて維持輸液を投与する場合、通常は500mLを2時間かけて投与するのが一般的です（一般的至適注入速度は125mL/m^2/時）。急速投与では、生理食塩液を1000〜3000mL/時で投与する場合もあります。

　カリウムは特に注意が必要です。カリウムの1日投与許容量は約100mEqですが、1時間だけの投与で、50mEq/時の速度で投与すると、致死性不整脈を起こす可能性があります。

〈維持輸液の投与速度の目安〉　　　　　　　　　※実際は、これよりも遅い速度で投与する。

水 (mL/時)	ナトリウム (Eq/時)	カリウム (Eq/時)	重炭酸 (mEq/時)	ブドウ糖 (g/kg/時)	アミノ酸 (g/kg/時)	脂肪 (g/kg/時)
500	100	20	100	0.5	0.2	0.5

　500mLの輸液を5時間で投与する場合、1分間の滴数を求めるにはどうすればよいでしょうか？

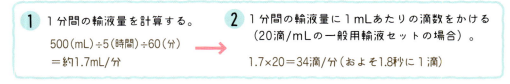

① 1分間の輸液量を計算する。
500(mL)÷5(時間)÷60(分)
＝約1.7mL/分

② 1分間の輸液量に1mLあたりの滴数をかける（20滴/mLの一般用輸液セットの場合）。
1.7×20＝34滴/分（およそ1.8秒に1滴）

　計算が面倒であれば、下記の早見表を参照してください。

〈輸液滴下数　早見表〉

●輸液セット1mL 20滴の場合の目安

輸液量/時	50mL	100mL	200mL	500mL
5秒あたり	1.3滴	2.7滴	5.5滴	13.8滴
10秒あたり	2.7滴	5.5滴	11滴	27.7滴

輸液量/時	1滴を落とす時間
200mL	0.9秒
150mL	1.2秒
120mL	1.5秒
100mL	1.8秒
80mL	2.2秒
60mL	3.0秒
50mL	3.6秒
40mL	4.4秒
20mL	9.0秒

●輸液セット1mL 60滴の場合の目安

輸液量/時	50mL	100mL	200mL	500mL
5秒あたり	4.1滴	8.3滴	16.6滴	41.6滴
10秒あたり	8.3滴	16.6滴	33.3滴	83.3滴

輸液量/時	1滴を落とす時間
200mL	0.3秒
150mL	0.4秒
120mL	0.5秒
100mL	0.6秒
80mL	0.8秒
60mL	1.0秒
50mL	1.2秒
40mL	1.5秒
20mL	3.0秒

その3

病態別の輸液管理

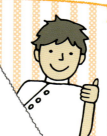

ここまでの話の応用編になります。もし、「難しい」と感じるときには「その2」を振り返ってみてください。

ここからは、さまざまな病態ごとに輸液管理の考え方をみていきましょう。

輸液は種類が多く、医師の指示も頻繁に変更されます。また、最近は電子カルテの導入により、医師が指示の理由を説明したり、看護師が医師に確認したりすることが少なくなりがちです。

疾患によっては安易な輸液が禁忌な場合もあり、患者さんの状態をよく把握して輸液を行うことが、患者さんの回復、事故の防止につながります。

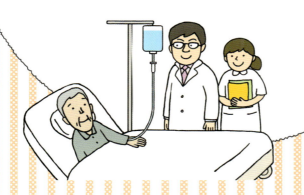

その3　病態別の輸液管理

1 浮腫の輸液管理

 どういう状態？

ベッドサイドで患者さんの顔や体をみて、「あれ？　顔がむくんでいる」「手足がむくんでパンパンだ」と真っ先に気づくのは、私たち看護師ではないでしょうか。

何らかの原因によって、体の一部、もしくは全身の水分バランスが崩れ、**細胞外液の間質液や細胞内液がたまって腫れた状態**になることを浮腫（むくみ）といいます。血管内の水分が増えても、浮腫にはなりません。

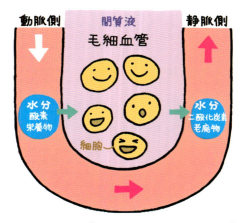

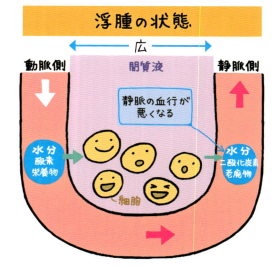

つまり、浮腫とは間質液が増加した結果みられる、**触知できる腫脹**なのです。

〈浮腫の主な原因〉
① 血管透過性の亢進
② 静水圧の上昇
③ 膠質浸透圧の低下

 その他、リンパ液の障害も浮腫につながります。

ちょっと復習！

循環のしくみ

　体液管理を理解するうえで、循環のしくみを知ることは重要です。

　血液はまず、肺で酸素を取り入れて、心臓に送られます。心臓がポンプとして送り出した血液が動脈を経て毛細血管に到達します。

　動脈側では、血液の水分、電解質、栄養素、酸素などが毛細血管壁を通過して、代謝されてエネルギーをつくり出します。

　代謝されて生じた二酸化炭素や老廃物は、細胞外に排出され、間質液を経て静脈側から血管内に還り、静脈系を経て心臓に戻るというサイクルを繰り返しています。つまり、毛細血管は血液と間質液との物質交換の場であり、体液管理の重要な役割を担っているのです。

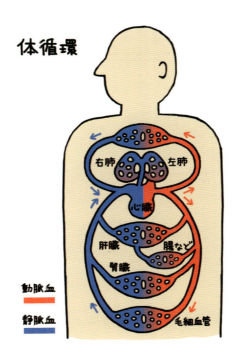

❶ 血管透過性の亢進

　通常、血管の壁は、血管の内側の上皮（血管内皮細胞）が密に詰まっており、水分は血管外に通過できますが、タンパク質は通過できません。

　しかし、やけど、敗血症、手術などで炎症が起こると、血管内皮細胞が収縮し、血管内皮細胞どうしの接合部が開き、物質が血管を通過しやすくなります（血管透過性の亢進）。その結果、==タンパク質を含んだ血漿成分が血管の外に滲出し、==浮腫が生じます。アレルギー反応が局所的に起こると、細胞から遊離したヒスタミンの作用により、同様物質が血管を通過しやすくなります。

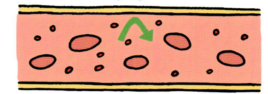

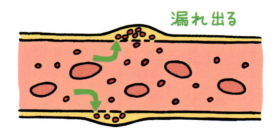

① アレルギーや炎症によって細胞と細胞の間隙を広げる。

② 分子量の大きな物質が血管外に漏れ出る。水分も血管に漏れ出て、浮腫が生じる。

❷ 静水圧の上昇、膠質浸透圧の低下

浮腫には2つの圧力が関連しています。1つは、水分を血管外へ押し出そうとする**静水圧**、もう1つが、血管内に水分を引き込む**膠質浸透圧**です。

血管内外へ水分が移動するしくみを、考えてみましょう。

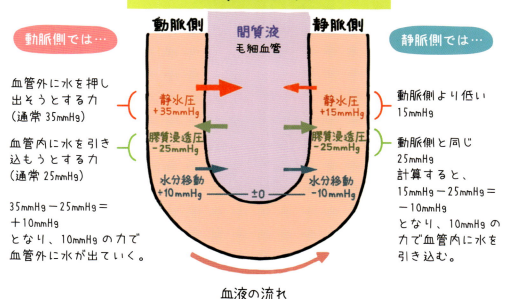

動脈側から出ていった水 ＝ 静脈内に引き込まれる水

体液のバランスが保たれている！

豆知識

静水圧

「静水圧」は読んで字のとおり、静かな水の中における圧力で、いわゆる水圧のことです。ここでは**心臓が押している力**のことで、心臓から下にいくほど圧力が高くなります。よって、**末梢血管は最も静水圧が高く**なります。

動脈側では静水圧が膠質浸透圧より高いため、細胞に栄養や水分を運ぶことができます。静脈側には動脈ほどの静水圧がないので、膠質浸透圧が勝り、老廃物や水分が静脈の毛細血管に流れ出るようになっているのです。
　健康な人はこのような流れが絶え間なく一定に続いていますが、圧力のバランスが崩れ、この流れが破綻すると、浮腫が起こります。

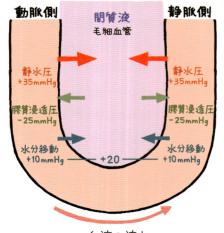

浮腫が起こる疾患の例：右心不全

① 右心の動きが悪く、右心から血液を送り出すのが困難となる。
② 右心内の血液がうっ滞して圧が高くなり、全身の静脈系の圧が上がっていく。
③ 血管内に血液が停滞して静水圧が異常に亢進する。
④ 動脈側で濾出した体液が静脈側に還ることができず、組織間に貯留して浮腫が生じる。

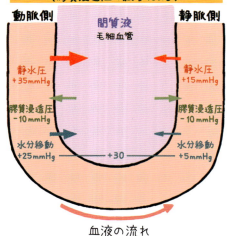

浮腫が起こる疾患の例：低アルブミン血症

① 体の中のタンパクの成分が減り、膠質浸透圧が低下する。
② 静脈側で静水圧が低下する。
③ 動脈側で濾出した体液が組織間液に貯留して、浮腫が生じる。

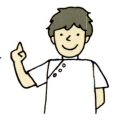

静水圧が上昇する、あるいは膠質浸透圧が低下すると間質液が多くなり、浮腫となります。

何を輸液する？

　血管透過性亢進の場合は、等張電解質輸液（細胞外液補充液）を投与します。全身の血管透過性が亢進すると、血管外に血液（水分）が移動してしまい血圧が下がるため、細胞外の水分を維持するために等張電解質輸液を補充するのです。

　静水圧上昇の場合は、ナトリウム制限のため、5％ブドウ糖液を投与し、細胞外液量を減少させるため利尿薬を使います。

　膠質浸透圧低下の場合は、膠質液を投与します。膠質液は分子が大きく、組織間に簡単に移動しないため、循環血液量が保たれ、バイタルサインが落ち着きます。

どのように行う？

❶ 血管透過性の亢進の場合

　血管透過性が亢進している状態で、輸液の投与量を制限すると、循環血液量が減少し、各臓器の機能不全を起こす恐れがあります。しかし、投与量が多すぎると、さらに浮腫が進む恐れがあるため、決まった量の輸液ではなく、血圧や脈拍、尿量や浮腫の状況などを確認しながら、組織の需要に見合った輸液管理が望ましいのです。

❷ 静水圧の上昇の場合

　うっ血性心不全やネフローゼ症候群、肝硬変などでは、細胞外液は増えているのに腎臓からのナトリウム排泄は低下しています。そのため、食塩の制限が治療の原則です。

　薬物療法では利尿薬を使用したり、循環血液量を増やさないように、5％ブドウ糖液の輸液を行い、細胞外液を増やさずに細胞の内側に水分を補充することもあります。膠質浸透圧を維持して、肺水腫を軽くしようと膠質液を用いることもありますが、短時間で入ってしまうと一気に循環血液量が増え、肺水腫が悪化することもあるので注意が必要です。

❸ 膠質浸透圧の低下の場合

　膠質浸透圧の低下による浮腫の場合、細胞外液（間質液）が貯留します。細胞外液が過剰で水分がひたひたの状態のときに等張電解質輸液を投与すると、症状が悪化する可能性があります。例えば、心不全による肺水腫で、呼吸困難のあるときに等張電解質輸液を投与すると、さらに肺水腫が進み、肺酸素化能は低下します。

その3 病態別の輸液管理

2 脱水の輸液管理

 どのような状態？

　脱水症の原因は多岐にわたり、==喪失した体液の組成によって病態が異なります。==水分が喪失しているのに水分を補給しなければ、欠乏状態になります。これが一般的な脱水症です。出血や下痢、嘔吐などでは、水分だけでなく、電解質の欠乏も合併します。

　脱水は大きく、低張性脱水、等張性脱水、高張性脱水に分類されます。体内の水分が多いか少ないか、電解質（主にNa）が薄まっているか、濃くなっているかの違いです。

❶ **低張性脱水**　Naが水分よりも欠乏する状態で、細胞外液の浸透圧が低くなる。浸透圧が低くなれば、細胞外液が細胞内液に引っ張られ、細胞外液量の低下が著明になる。

❷ **等張性脱水**　Naと水分が同じ割合で失われる。出血や下痢、やけどなど急速に細胞外液が失われると、Naと水分が共に失われるため、浸透圧は変化しないが、細胞内液から細胞外液への水分の移動がないため、循環血液量は著しく減少する。

❸ **高張性脱水**　Naより水分が多く体内から減ると、血液は濃縮する。そのため正常の浸透圧に比べて高くなり、いわゆる高張性になる。

脱水の大部分は混合的なもので、水分、Naのどちらが欠乏しているのかを臨床的あるいは検査上から推察し、診断・治療につなげることが大切です。

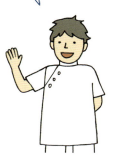

〈脱水の分類〉

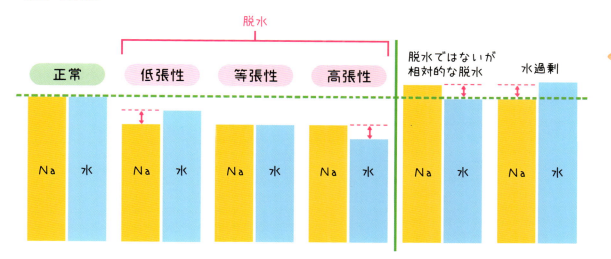

 何を輸液する？

 どのように行う？

軽症であれば<mark>経口補水液</mark>で対応可能ですが、中等症〜重症の場合や何らかの理由で経口投与が困難な場合には、<mark>等張電解質輸液（細胞外液補充液）</mark>や<mark>5％ブドウ糖液</mark>、<mark>低張電解質輸液（維持液類）</mark>などを病態に応じて配分を決めて投与します。

特に経口摂取困難や、頻脈、血圧低下や意識障害などがみられている場合は、等張電解質輸液を急速かつ多量に投与して循環動態を維持します。

脱水という状態は、低ナトリウムでも高ナトリウムでも、細胞外液が欠乏しているので、まず細胞外液を補充し、次に電解質（主にナトリウム）を補正していきます。

❶ 細胞外液が減っている場合　ショック、出血など

細胞外液が減ってしまったときは、生理食塩液、乳酸リンゲル液、酢酸リンゲル液、重炭酸リンゲル液など、<mark>等張電解質輸液（細胞外液補充液）</mark>を投与します。

膠質液は血漿にのみ補充されますが、等張電解質輸液は血漿だけでなく、組織の間に入っていきます。そのため、血漿だけでなく、間質液も補充されることになります。

❷ 細胞外液＋細胞内液が減っている場合

全体の水分（細胞外液＋細胞内液）が減っている場合は、低張電解質輸液（1～4号液）や5％ブドウ糖液を使います。5％ブドウ糖液を投与すると、点滴された水分が細胞内から細胞外に行きわたります。つまり細胞内液と細胞外液を合わせて増量させ、全体の水分を回復させることができるのです。

> 基本的には高齢者の脱水でこのパターンがよくみられます。

❸ 嘔吐の場合

嘔吐では、まず喪失した水分を推定（軽症で1～2L、中等症2～4Lを目安とする）します。その量の1/2～1/3量を最初の数時間で急速輸液して、バイタルサイン（血圧や脈拍など）または尿量をみながら、残りを24時間かけて投与します。嘔吐で胃液を多く喪失した場合、胃液の成分であるクロール（Cl^-）を多く含む生理食塩液を主に投与します。

❹ 下痢の場合

下痢では腸液が失われるので、腸液の成分である重炭酸（HCO_3^-）が多く失われ、アシドーシスが高度になることがあります。血液検査からHCO_3^-量の不足を確認して、HCO_3^-を含む重炭酸リンゲル液や、HCO_3^-の代用となる乳酸／酢酸リンゲル液を、推定欠乏量の1/2を最初の数時間で急速輸液して、バイタルサイン（血圧や脈拍など）または尿量をみながら補正を続けていきます。

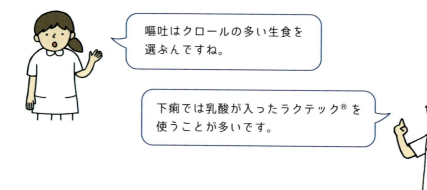

> 嘔吐はクロールの多い生食を選ぶんですね。

> 下痢では乳酸が入ったラクテック® を使うことが多いです。

〈水・電解質の欠乏の割合〉

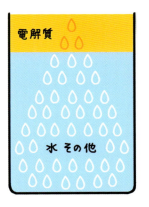
汗

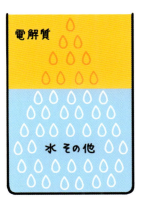
嘔吐（胃液）

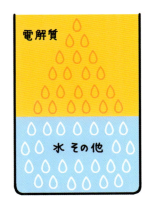
下痢

豆知識

スポーツドリンクと経口補水液

　スポーツドリンクのポカリスエット®やアクエリアス®などは、水分・イオンを補給する健康飲料という点では共通しています。違うのは、ナトリウム（塩）の量や他の電解質です。ナトリウム量は、ポカリスエット®が49mg/dL、アクエリアス®が34mg/dLと、ポカリスエット®のほうが多く含まれており、水分補給や塩分補給に適しています。一方、アクエリアス®はアミノ酸やクエン酸を含んでいるので、運動後の疲労回復に勧められています。

　熱中症や下痢や嘔吐、発熱などによる脱水状態のときは、経口補水液（oral rehydration solution：ORS）が勧められます。経口補水液の「OS-1®」は、ナトリウム含有量が115mg/dLで、その他の電解質もスポーツドリンクより多く含まれています。

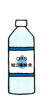

〈脱水の主な病態〉

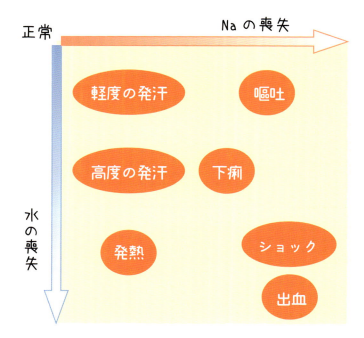

〈脱水の治療イメージ〉

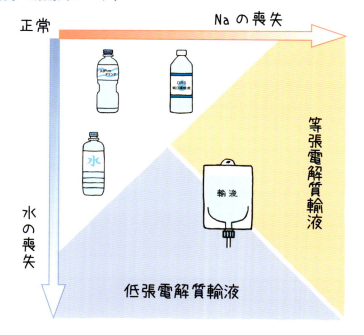

その3 病態別の輸液管理

3 心原性ショック時の輸液管理

 どういう状態？

心筋梗塞や不整脈などで、心臓のポンプ機能が低下してしまい、ショック状態にあります。

 何を輸液する？

==等張電解質輸液（細胞外液補充液）==を投与します。
生理食塩液をはじめとする等張電解質輸液は、循環血液量を増加し血圧を上昇させ、主要臓器への血流を改善させます。低血圧自体が体にもたらす不利な状況を回避させるのです。

 どのように行う？

心原性ショック時には「心疾患は輸液を少なくする」などとは考えず、==乳酸リンゲル液もしくは生理食塩液を急速投与（全開投与）==します。左心不全で肺水腫を起こしていても、前負荷（左心系に送られてくる血液）が減少していることが多く、前負荷として輸液負荷が必要になるからです。

CVP（中心静脈圧）や頸静脈の怒張を観察し、輸液の量を調整し投与します。

心肺蘇生中は、ブドウ糖液を含んでいない輸液、等張電解質輸液を投与します。ブドウ糖は自由水であり、投与しても循環血液中にはほとんど残らず、細胞の中に入っていきます。余計な水分が細胞内に入ると、脳浮腫、神経の浮腫などを起こして、ショックから回復した後の神経予後を悪化させるからです。また、心停止中、脳神経に血液が行きわたらなくなった状態のときに高血糖になると、神経細胞の回復が悪くなるともいわれています。

その3 病態別の輸液管理

4 出血性ショック時の輸液管理

 どういう状態？

出血性のショックは、出血により多量の循環血液量が急速に失われるため、治療や診断には一刻を争います。特に、外傷に伴う出血性ショックでは、凝固異常を合併していることも多く、大量出血が予想されます。

出血は血管の中から体外へ血液が出ていくので、体内で減っているのは血漿だけです。程度が軽ければ水分は細胞内から、組織間、血漿へと移動し、全体の水分は一定となりますが、程度が重いと血流が滞り、臓器不全を起こします。

 何を輸液する？

失われてしまった血液の補充が重要です。循環血液量が喪失しているので、等張電解質輸液（細胞外液補充液）を投与します。乳酸リンゲル液に代表される等張電解質輸液は、低張電解質輸液（維持液）に比べて血管内にとどまる割合が高いのです。

 どのように行う？

まず、等張電解質輸液1000〜2000mLを全開投与し、血圧、脈拍、呼吸数、皮膚温、意識レベルなどが改善するかどうかによって、以下の3つの反応群に分類します。

❶ 反応なし群

出血量は40％以上と予想されます。

➡緊急の状態です。等張電解質輸液にかえて、輸血や膠質液の急速投与などを行う必要があります。

❷ 一過性に反応する群

輸液をしたら一度は循環が安定したけれど、時間の経過で再び循環が不安定になる場合、出血の量が20％を超えていることが予測されます。

➡ 等張電解質輸液の速度はある程度落として、輸血や膠質液などを必要に応じて投与します。

❸ 反応あり群

出血量は20％未満と考えられます。

➡ 等張電解質輸液を、不足水分量（0〜20％の出血量）を計算しながら投与します。維持が可能であり、様子を観察します。

出血性ショックの場合、血管内の循環血液の喪失なので、血漿成分を回復させるのであれば、膠質液が第1選択となります。膠質液は循環血液量を増量させるので、循環血液量が充足します。輸血も広い意味では膠質液に入ります。

末梢静脈と中心静脈の投与路がある場合、中心静脈用のカテーテルは長くて細いため、内腔の抵抗が大きく、急速な輸液投与には適さないことを知っておきましょう。

ちょっとレベルアップ

アルブミン製剤

出血性ショックでは、膠質液のアルブミン製剤を使うことが多いです。5％アルブミン製剤は血漿の浸透圧とほぼ等しく、血管内にほぼ100％水分がとどまります。

つまり、細胞外液補充液を投与すると、血管内と血管外に1：3の割合（p.45）で配分され、血管内の配分が少なくなりますが、5％アルブミン製剤であれば、すべてが血管内に配分されます。

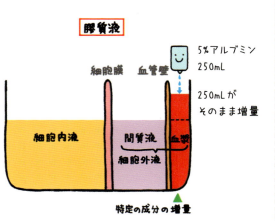

5 心不全の輸液管理

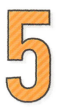

 どういう状態？

心臓自体に障害があり、その==収縮機能が低下==し、==全身の組織に血液を送れない状態==です。

 何を輸液する？

==等張電解質輸液（細胞外液補充液）や低張電解質輸液（維持液類）、水分輸液==などを病態に応じて慎重に投与します。体液過剰な心不全では、積極的な輸液は行いません。心拍出量が低下している場合や電解質異常の場合は、上記の輸液製剤の内容・投与量を検討します。

 どのように行う？

心不全に対する安易な輸液は、病態の悪化につながります。そのため、治療に対する反応や尿量や電解質バランスの変化などを経時的に評価し、輸液の種類や量を適時変更していくことが重要です。

❶ うっ血症状を呈する場合

肺および体のうっ血が主体の場合、輸液が心負荷を増すため、過剰な輸液は避けるべきです。輸液負荷は心拍出量を上げないばかりか、逆に減少させる場合もあり、輸液による体液量の増加で心不全が増悪する場合もあります。==開始時には1 mL/kg/時以下==で投与するほうが無難です。

❷ 血圧低下の場合

うっ血とともに循環不全を合併している場合、輸液を行うと、うっ血が増悪するので注意しなければいけません。

適宜昇圧薬を使用して循環動態を維持することで、腎臓での利尿を促し、体内から水分を除去することをめざします。

❸ 尿量低下の場合

血管内脱水による尿量低下の場合、うっ血性心不全に注意し、腎血流が低下しない（尿量が保てる）レベルで輸液を行い、全体的には水分出納のバランスに注意し、体内に水分がたまりすぎないようにすることが重要です。

❹ 電解質（特にナトリウム、カリウム）バランスに注意！

心不全は、==希釈性の低ナトリウム血症==（体内の水分量が増加し、低ナトリウムに移行）をきたします。加えて、利尿薬で低ナトリウム血症や低カリウム血症になる恐れがあるので、喪失量（排泄量）を測定しながら、適宜補充する必要があります。

ちょっとレベルアップ

フランク・スターリングの法則

心臓をポンプとして考え、心拍出量を調節する機序を説明するものの1つに、「Frank-Starling（フランク・スターリング）の法則」があります。簡単にいうと、心臓に入ってくる血液の量が増えれば、心臓から出ていく血液の量が増えるという考え方のことです。

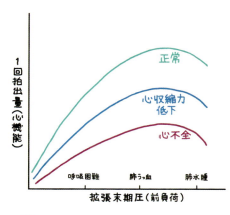

正常であれば、わずかな拡張期圧・拡張末期容積の上昇で心拍出量は増加する。何かしらの労作を行った場合でも、拡張末期圧は上昇せず、肺うっ血にはならない。

しかし、心不全の状態では、曲線はさらに右下方に移動するため、拡張末期圧が上昇する。心負荷が加わると、心拍出量の増加の代償として拡張末期圧が大きく上昇するが、呼吸困難感や肺うっ血にはならない。

さらに、重症の心不全になると、曲線はさらに右下方に移動し、肺水腫が起こるほどに心負荷が増えても、十分な心拍出量が得られなくなる。

治療により利尿が進み、カリウムが排泄されることで、==低カリウム血症==をきたしやすくなります。モニター心電図の観察とともに、尿量、カリウムの検査データ値の推移に注意が必要です。

その3 病態別の輸液管理

6 糖尿病性昏睡時の輸液管理

どういう状態？

基本的に糖尿病性昏睡の患者さんは高血糖です。高血糖ということは血中の血漿の浸透圧が高値であり、浸透圧性の利尿による脱水状態となります。

何を輸液する？

持続的な高血糖により、血中の糖が多くなることで細胞内の水分が浸透圧により血中に移動し、脱水状態になります。初期の輸液としては、循環血液量および体内総水分量の補正のため、==生理食塩液などの等張電解質輸液（細胞外液補充液）が第1選択==です。

高浸透圧の脱水は、浸透圧の格差によって、体の中の水分が全部尿になって排出されますが、ナトリウムは保存されるので、血漿中のナトリウム濃度は高いのです。

しかし、高血糖により血管内に水分が引き込まれることで、見かけ上の低ナトリウム血症がみられることがあります。

生理食塩液ではナトリウムがなかなか下がらないときや、やむを得ない高ナトリウム血症がある場合は、生理食塩液を蒸留水で薄めた==半生理食塩液==を使うことがあります。

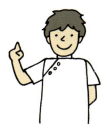

臨床では、生理食塩液を1/2の濃度にした1号液を用いることが多いです。

どのように行う？

　浸透圧性の利尿により、糖尿病性ケトアシドーシス（DKA）では5～6Lの体液欠乏があると考えられます。まずは生理食塩液を1L/時のペースで急速に投与し、少しずつ減量します。十分量の輸液が行われたら、次に補正ナトリウム値を計算します。

> 血漿ナトリウム値は血糖が100上がるごとに1.6下がります。高血糖では浸透圧が上昇し、水分を血管内へ引き込むことでナトリウム濃度が低下するのです。

補正ナトリウム値＝
Na（現血漿ナトリウム値）＋1.6×（血糖値－100）÷100

　補正ナトリウム値が低ければ、生理食塩液を継続し、正常より高ければ、半生理食塩液に切り替え、4～14mL/kg/時で注入します。血糖が250～300mg/dLまで下がれば、5％ブドウ糖液の投与を開始し、低血糖の予防を行います。

　血糖をインスリンでコントロールするということは、当然カリウムが一緒に細胞の中に引き込まれるので、血中のカリウムの濃度が下がります。==インスリン投与時にはカリウムが低下するため、カリウムの補給が必要になります。==

ちょっとレベルアップ

GI療法

　糖尿病性ケトアシドーシスの際にはインスリンの作用不足やアシドーシスなどにより高カリウム血症を起こす恐れがあります。高カリウム血症に対しGI療法を行います。

　GI療法とは、glucose（グルコース）・insulin（インスリン）療法の略です。インスリンは血中のグルコースを取り込んで血糖値を下げますが、その際にグルコースとカリウムは一緒に細胞内に移動します。この性質を利用してカリウムを下げていくのです。しかし、インスリンだけを投与していくと低血糖に陥る恐れがあるため、グルコースを補います。

7 肝不全の輸液管理

 どういう状態？

肝不全には、「急性肝不全」と「慢性肝不全」があります。急性肝不全は、劇症肝炎や肝切除後などに起こりやすく、慢性肝不全は肝硬変が代表的な疾患です。

急性肝不全では積極的な治療が行われるのに対し、慢性肝不全では肝細胞がんの合併も多いことから、一般的には保存的な治療が行われます。

 何を輸液する？

急性肝不全の輸液は、==10%ブドウ糖液==を使用します。壊死した肝細胞の再生には、栄養が必要なため、糖質を中心に輸液を行います。

慢性肝炎や代償性肝硬変の患者には、輸液は必要ありません。肝硬変に合併する肝性脳症に対しては、アミノレバン® やアルギメート® のようなアミノ酸輸液が用いられることがあります。

 どのように行う？

❶ 急性肝不全

急性肝不全時には、グリコーゲン貯蔵の低下ならびに糖新生の低下によって、低血糖が起こります。血糖が下がると、肝細胞が再生しにくくなるため、少し濃いめの10％ブドウ糖液を使用するのです。一方、栄養投与に伴う高血糖では、浸透圧利尿に伴う脱水症や感染を引き起こします。そのため、血糖コントロールを行う必要があります。

また、劇症型の肝炎を含む急性肝不全では、==いっさいのアミノ酸を控える==のが原則です。肝臓のタンパク質合成能が著しく低下している急性期では、分岐鎖アミノ酸

を含む窒素といえども効臭は低く、救命に寄与する治療法としての確証は得られていません。むしろ、急性肝不全において、分岐鎖アミノ酸（BCAA）を含む新たなアミノ酸を投与すると、血中アンモニアが上昇し、肝性脳症の危険性を増大させるといわれています。

❷ 慢性肝不全

急性肝不全と比較して血液の循環量が低下するので、腎臓に十分な血液が回りません。また、腎機能が低下していると考えられるため、==輸液量などは減量==したほうがよいとされています。

慢性肝不全の患者さんは栄養不良状態であり、エネルギー量を増やした輸液が求められます。また、肝性脳症ではBCAAが低下しており、BCAAの補充が重要です。

腹水や浮腫があるときは、ナトリウムの投与は慎重に行います。

豆知識

分岐鎖アミノ酸と芳香族アミノ酸

分岐鎖アミノ酸（BCAA）とは、branched chain amino acidsの略で、必須アミノ酸のバリン、ロイシン、イソロイシンのことをいいます。必須アミノ酸の約40%を占めており、筋肉をつくる物質や、筋肉を動かすエネルギーにもなります。

一方、芳香族アミノ酸（AAA）は、aromatic amino aidの略で、神経伝達物質の原料となるアミノ酸です。AAAが脳内で増加すると、肝性脳症が起こりやすくなるといわれています。

ちょっとレベルアップ

肝性脳症

肝性脳症とは、肝硬変により肝臓の機能が低下した状態で出現する症状です。肝臓の代謝機能の障害により、アンモニアなどの物質が蓄積し、神経毒性として意識障害を引き起こします。

分岐鎖アミノ酸（BCAA）の低下は、脳内の正常な伝達を阻害する物質を増加させるといわれており、BCAAの補充は肝性脳症の対策やアミノ酸バランスの是正に重要となります。

その3 病態別の輸液管理

8 腎機能低下時の輸液管理

 どういう状態？

急性腎障害（acute kidney injury：AKI）とは、血清クレアチニン値が0.3mg/dL以上増加、または1.5倍以上の上昇、あるいは尿量が0.5mL/kg/時未満が6時間以上のことをいいます。

慢性腎臓病（chronic kidney disease：CKD）とは、GFRで表される腎機能の低下が3か月以上続くか、腎臓の障害の所見（タンパク尿や血尿など）が3か月以上持続する状態と定義されています。

急性腎障害の発症時には原因、診断を行いながら、まずは補助的な治療（体液のコントロール）を行います。

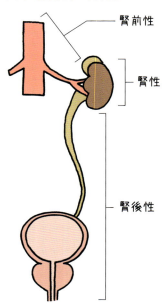

〈急性腎障害の分類〉
- 腎前性
- 腎性
- 腎後性

 何を輸液する？

❶ 急性腎障害

腎前性、腎性で、明らかな体液過剰がなければ、==生理食塩液などの等張電解質輸液（細胞外液補充液）==を投与し、血圧上昇や尿量の増加を観察します。

腎後性の場合は、輸液はさほど必要なく（治療は尿路を確保すること）、電解質のバランス維持が主な目的になります。

❷ 慢性腎臓病

急性増悪以外では、輸液を必要とすることは通常ありません。

水分やナトリウムの排泄障害により、体液の過剰や電解質異常が起こりやすくなります。

急性増悪時に用いられる輸液は、原因となっている病態を改善させることが優先されるので、一定の方法はないのですが、カリウム含有輸液製剤の取り扱いには特に配慮が必要です。

どのように行う？

急性腎障害の場合、明らかな体液過剰がなければ、==生理食塩液==1Lを30分〜1時間で投与し、血圧上昇や尿量増加を観察します。腎機能が低下した場合、カリウムを含んだものを大量に投与すると、高カリウム血症で突然、不整脈を引き起こすため注意が必要です。

体液過剰時で、肺水腫など低酸素血症を伴う場合は、ただちに透析を行います。時間的余裕があれば、利尿薬を考慮します。

❶ 体液コントロール

輸液中は、水分出納、尿や不感蒸泄、毎日の体重などを把握し、しっかりと評価する必要があります。

> 腎障害では体液欠乏でも体液過剰でもよくありません。水分出納が±0になるように調整しましょう。

❷ 血圧コントロール

腎灌流量は、平均血圧80mmHg以下になると低下するといわれています。

　平均血圧＝（収縮期血圧－拡張期血圧）÷3＋拡張期血圧
　［例：120/60mmHgの場合］　（120－60）÷3＋60＝80　になります。

❸ 腎毒性物質の使用制限

薬剤性腎障害につながる薬剤の減量や中止を検討します。

なお、==透析患者の最大1日水分量の目安は、1日尿量（mL）＋10（mL/kg）==程度といわれています。

ちょっとレベルアップ

透析と電解質

透析では細胞外液中のナトリウムも除去されるので、ナトリウムを含む維持輸液を行います。また、無尿や乏尿では原則的にはカリウムは投与しませんが、透析ではカリウムも除去されるので、長期に投与が行われるようなTPNなどでは、一定量のカリウムや微量元素などを投与する必要があります。

その3 病態別の輸液管理

9 呼吸不全の輸液管理

 どういう状態？

急性呼吸促迫症候群（acute respiratory distress syndrome：ARDS）は、肺炎や敗血症などをきっかけに、急性呼吸不全をきたす疾患です。治療として、気管挿管し、人工呼吸器管理を必要とすることが多いです。経口摂取は困難となり、脱水や栄養障害を起こす場合もあるため、低張電解質輸液や栄養輸液を行う必要があります。

慢性呼吸不全では、疾患による気流制限や、肺の過膨張による機械的負荷の増大が、呼吸筋の消費エネルギーの増大を招きます。

 何を輸液する？

❶ 急性呼吸不全

ARDSでは、十分な循環血液量を補充することが重要です。==等張電解質輸液（細胞外液補充液）==を投与し、その後に、輸液の制限を考慮します。

❷ 慢性呼吸不全

特別な輸液治療はなく、基本は低張電解質輸液（維持液類）の投与です。そのうえで電解質異常と全身の管理を行います。

 どのように行う？

❶ 急性呼吸不全

早期の輸液投与で循環を保った後に問題となるのが、肺水腫に移行している肺に水分が増加して、呼吸状態が悪化することです。悪化時には、輸液を適度に制限しなけ

ればなりません。

　また、人工呼吸器装着時は、呼吸器による不感蒸泄を考える必要はありません。人工呼吸器からの酸素は、湿度が100％になっているため、水分の喪失がないからです。人工呼吸管理がされていない場合は、呼気による喪失分が約300mLといわれており、その分の輸液を考慮する必要があります。

❷ 慢性呼吸不全

　慢性呼吸不全の場合、過剰な糖質付加の輸液は回避しなければいけません。

　慢性呼吸不全の患者さんは、もともと二酸化炭素が溜まり気味です。通常、エネルギー源といえばブドウ糖が一番に挙がりますが、エネルギーの源から二酸化炭素がどれだけ出るか、というとき、同じ1kcal投与した場合、糖質が一番高く、高二酸化炭素血症が悪化する可能性があります。そのため、エネルギーはブドウ糖より脂質やタンパク質の比率を高くしたほうがよいといわれています。通常、脂質は摂取総熱量の15～30％が適切といわれていますが、高二酸化炭素血症などがみられる場合は、脂質の比率を高くすることも検討します。

ちょっとレベルアップ

呼吸商を考える

　呼吸の際に取り入れる酸素量と呼吸の際に出る二酸化炭素量の比率を、呼吸商といいます。

$$呼吸商 = \frac{二酸化炭素発生量}{酸素消費量}$$

　私たち人間の体は、摂取した栄養を分解し、エネルギーをつくり出します。栄養素をエネルギーに変えるとき、酸素が消費されて発生するのが二酸化炭素です。

　呼吸商が大きいということは、酸素消費量が少なく、二酸化炭素が発生しやすい栄養素を摂取していることになります。よって、例えば慢性閉塞性肺疾患（COPD）の患者さんでは、二酸化炭素がたまるのを防ぐために、呼吸商の少ない（二酸化炭素の発生が少ない）栄養（輸液）や、炭水化物（糖質）の少ない栄養（輸液）を摂取することが有用です。

　栄養素の呼吸商は、炭水化物（糖質）が「1」、脂質は「0.7」です。

その3　病態別の輸液管理

10 周術期の輸液管理

 どういう状態？

　術後は患者さんが絶飲食を強いられることが多いため、自己調節ができず、輸液管理に頼らざるを得ない状態です。体内の水分貯留などもあり、アウトのアセスメントが難しいのが特徴です。術前は、定時の手術では基本的に輸液は不要ですが、経口摂取が困難な患者さんは、脱水や栄養状態を評価し、補正する必要があります。

 何を輸液する？

　基本は等張電解質輸液（細胞外液補充液）、低張電解質輸液（維持液類）ですが、最近は==膠質液==を積極的に投与するよう見直されています。

　晶質液は、血管内に投与された後、血管内にとどまるものは投与量の約20％で、残りの80％は血管外に出ていくとされています。つまり、晶質液が血液の内容量増加に関係するのは一時的で、細胞外に移行した水分は浮腫となり、血行障害などの合併症を引き起こす可能性があります。晶質液のみ用いた場合、過剰輸液になり、輸液とは一見無関係そうな創部感染などの術後合併症が増加します。膠質液の適切な投与は、循環の維持に有効なだけでなく、浮腫などの合併症を減らすことにもつながります。

ちょっとレベルアップ

サードスペース

　細胞内、細胞外以外に、「サードスペース」と呼ばれる体液の貯留場所があります。何らかの病的・侵襲的原因によって水分が貯留すると考えられています。

　手術の際、広範囲に操作すればするほど、サードスペースは大きくなります。逆に、低侵襲の手術ではサードスペースも狭くなります。

　術後は、サードスペースへの水分の貯留などにより、基本的には循環血液量が欠乏した状態になっています。さらに、術後は手術侵襲によるストレスホルモンの分泌亢進などにより、体内への水分貯留傾向は持続します。なお、サードスペースに貯留した水分には、電解質を調整する機能はないといわれています。

どのように行う？

❶ 必要水分量を計算する

必要水分量（維持輸液量）は **4-2-1法** などで概算し、投与します。

手術を受ける患者さんは、前日の夜あるいか当日の朝から絶飲となっています。つまり、手術をするために手術台に上がった時点で、すでに脱水傾向なのです。そのため、術後早期から補正を行います。

4-2-1法

❶ 体重10kgまで　　　4 mL/時
❷ 体重11〜20kgまで　2 mL/時
❸ 体重21kg以上　　　1 mL/時

[例1　体重4kgの人の場合]
❶ 4kg × 4mL = 16mL　　　　必要水分量　16mL/時

[例2　体重15kgの人の場合]
❶ 最初の10kgは　　10kg × 4mL = 20mL
❷ 残り5kgは　　　　5kg × 2mL = 10mL
　20mL + 10mL = 30mL　　　必要水分量　30mL/時

[例3　体重50kgの人の場合]
❶ 最初の10kgは　　10kg × 4mL = 40mL
❷ 次の10kgは　　　10kg × 2mL = 20mL
❸ 残りの30kgは　　30kg × 1mL = 30mL
　40mL + 20mL + 30mL = 90mL　　必要水分量　90mL/時

体重50kgの場合、絶食時間が10時間ならば、90mL×10時間＝約900mLの水分量が必要となります。

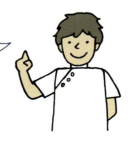

基本的に**体重20kg以上の成人**であれば、❶と❷を足して60になります。**現体重から20引いたものに60を足せば、**時間投与量がわかります。

❷ モニタリングは何が必要？

　術後に輸液を行う際のモニタリングの基本は、<mark>血圧・脈拍・尿量</mark>の３つです。いずれの指標も、呼吸、循環作動薬、ホルモン、心・腎不全など輸液以外の影響を受けます。

　特に尿量は、カテコールアミンや抗利尿ホルモン（ADH）の影響で、術後は乏尿に傾きます。尿量減少を輸液（特に晶質液）のみで補おうとすると、過剰輸液になる恐れがあるため、注意が必要です。脱水の場合は心拍が上昇し、交感神経が優位にはたらくことから末梢血管が収縮し、四肢に冷感がみられます。一方、熱が上がると血管が拡張し、血圧低下を招きます。

❸ 手術時間の違いによる区別

　<mark>短時間手術では、総量として大量にならなければ、輸液を制限する必要はない</mark>といわれています。短時間であれば、間質への移行も少なく、手術、麻酔後に腎機能が正常化すると体外への排泄も進むので、浮腫形成などの心配はありません。むしろ十分量の輸液が、術後の悪心・嘔吐の発生を抑えるという報告もあります。

　反対に、<mark>３時間以上の長い手術になると、輸液の蓄積が問題になります。</mark>手術中に使用する輸液製剤は等張電解質輸液（細胞外液補充液）が主であるため、ナトリウム濃度が高くなります。通常の維持輸液の３倍以上の濃度であり、１L程度の輸液で、１日の維持輸液製剤のナトリウム量に相当します。そのためナトリウムの蓄積が起こり、余剰のナトリウムが排泄されるには術後数日かかるのです。

❹ 過剰輸液に注意！

　<mark>過剰輸液は術後合併症（心不全、呼吸不全など）を引き起こす</mark>ため、輸液量の調節が必要です。このことから、輸液は速度ではなく、輸液の総量がその患者さんに与える影響が大きいと考えられます。手術が長引けば、輸液量を減らすことも大切です。

❺ 血圧が低下傾向で、循環血液量減少が考えられるときは…

　晶質液に頼ることなく、血管内停滞時間が長い<mark>膠質液を積極的に利用</mark>します。
　短時間の手術であれば、手術、麻酔から覚醒することで利尿が進み、水分出納も改

善し、浮腫形成も少なくて済みます。しかし、手術が長時間になると、術後の利尿がなかなか進まないことがあります。これは手術によるストレスにより、カテコールアミンや抗利尿ホルモンなど、水分を保持する内分泌の反応によるところが大きいのです。

　脱水と判断し輸液量を増やしてしまうと、体内への水分貯留が進みます。そのため、利尿薬を適宜使用し、利尿を促し、水分負荷は慎重に行っていきます。

　晶質液の輸液負荷は、循環血液量を増やすというより浮腫形成を助長するので、膠質液や血液製剤やカテコールアミン、利尿薬の併用で対処することも、医師に検討してもらう必要があります。

> 術後は疼痛コントロールが大切です。術後の水分出納にかかわる抗利尿ホルモンは、鎮痛によりストレスが軽減することによって、不要な分泌を抑制させることができると考えられています。

ちょっとレベルアップ

手術中の水分出納バランスに注意

　手術が始まると、喪失分と必要水分量（維持輸液量）、さらに不感蒸泄による「術中喪失分」も考慮する必要があります。

- 開胸手術：4〜6 mL/kg/時
- 開腹手術：10 mL/kg/時
- 小切開手術：1〜2 mL/kg/時

［例］体重60kgの患者さんで、胃がんの開腹手術に3時間かかった場合
　　　10(mL) × 60(kg) × 3(時間) ＝ 1800mL

　つまり、手術によって、約1800mLの水分が不感蒸泄として失われていることになります。

その3　病態別の輸液管理

11　輸液管理中の全身観察のポイント

水分出納のアセスメント

❶ 1日の水分出納の把握

[1日の必要水分量の求め方]（p.46参照）

（必要水分量（維持輸液量）＋経口摂取量＋代謝水）－（尿＋便＋不感蒸泄）

便の性状によって含まれる水分量が異なります。また、軽度の下痢ではナトリウムが低下し、高度の下痢ではカリウムが低下します。

嘔吐の場合、クロールの値を確認します。胃液にはクロールが多く含まれるからです。また、膵液や胆汁、小腸液などが加わったときの電解質の組成の違いを評価します。

❷ 体重

体重測定は体液水分量の変化を顕著に表します。簡便ながら、体液の変化をみるときに最も重要な情報になります。

❶の水分出納の計算で生じた誤差を修正できますが、患者さんが立てないなど、状態によって測定が困難な場合もあります。

❸ 尿量・性状

<mark>血管内容量の指標</mark>となります。血管内容量が多い場合は尿量が多くなり、結果として尿の色が薄くなります。逆に血管内容量が少ない場合は、尿量が少なくなり、結果として尿の色が濃くなります。しかし、ビリルビンや糖、血尿などによっても影響があるので、色だけで評価するのは危険です。

❶～❸は特に重要！

❹ 尿比重

浸透圧利尿薬、造影剤、尿糖出現などの特殊な場合を除き、1.020以上で水分不足の指標になります。

❺ BUN（尿素窒素）/Cr（クレアチニン）比

通常BUN/Cr比は10程度ですが、循環血漿量の減少によりナトリウム再吸収が増えるとともに尿素窒素が再吸収を増やし、血中のBUNが上昇します。その結果BUN/Cr比は20より大きくなります。BUNやCrは腎機能の指標として用いられますが、BUNは正常でも60％くらい再吸収されており、腎前性（p.72参照）の影響を受けやすく多くの要因で変化するため、この指標だけに依存するのは危険です。

逆にCrは腎外の排泄や尿細管での分泌・再吸収があまりなく、血清Crは濾過率に大きく依存しています。このためBUNよりCrのほうが腎機能を正確に反映するといえるのです。

25＜BUN/Cr比は脱水を疑いますが、腸管からの再吸収が起こった場合（消化管出血）や、タンパク異化が亢進して産生が増加した場合は、BUN/Cr比が高くなるので注意が必要です。

❻ FENa（ナトリウム排泄分画）比

FENa（fractional excretion of sodium）は、尿細管でのナトリウム再吸収率の指標です。尿量にかかわらず、腎機能が低下している急性腎障害において、循環血漿量の低下の関与を図る目安となります。血管内脱水のときはナトリウムの再吸収が亢進しFENaは著明に低値となります。FENa＜1％であれば循環血漿量の低下を示唆します。ただし、腎機能が正常のときにはある程度予備能力により緩衝されるので、FENa＜0.1～0.2％を脱水があることの目安とするのがよいでしょう。

$$FENa(\%) = 100 \times (尿中Na濃度 \div 血漿Na濃度) \div (尿中Cr濃度 \div 血漿Cr濃度)$$

身体的アセスメント

❶ 血圧、心拍数

　循環血液量が増えると、血圧が上昇します。また心臓に返ってくる血液量が増え、心臓の拍動は少なく済むようになるため、心拍数が低下します。

　循環血液量が減ると、代償的に心拍数が増加し、循環血液量が増えると心拍数が減少します。そのために起こった不整脈で心拍数が過度に増減している場合は、不整脈の治療が必要となります。

　臥位と座位での血圧、脈拍の変化は、重症の循環血漿量減少を示唆します。起立時に、臥位と比較して収縮期血圧が10mmHg以上低下したり、脈拍が30回/分以上上昇したりすれば、有意な循環血漿量の低下となります。臥位と座位での血圧変化は自律神経障害でも起こるので、注意が必要です（起立性低血圧）。

❷ 呼吸状態

　体液過剰の場合は、肺水腫を起こして呼吸状態が悪化する場合があります。この場合、肺に水分が溜まるため、呼吸音としては、coarse crackle音（コース　クラックル）（ブクブク、パチパチ）が聴こえます。また、異常呼吸（代謝性アシドーシスなどによる速く浅い呼吸）やSpO$_2$の値などにも十分注意が必要です。

❸ 体の乾燥の程度

腋窩

　腋窩の湿り気がない場合は、血管内脱水の信頼できる指標となります。わきの下は湿っているのが普通ですが、脱水状態になるとその湿り気がなくなるからです。

〈脱水の身体的評価方法①〉

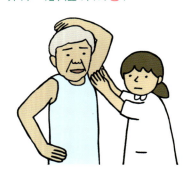

わきの下を確認してください。
脱水症になると、汗が出なくなり、
わきの下が乾いています。

口腔

水分が不足すると、舌の容積が低下してシワが出現します。

〈脱水の身体的評価方法②〉

舌を見せてもらってください。脱水症になると、唾液が減少し、舌の表面も乾いてきます。

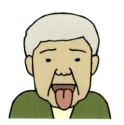 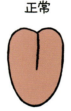 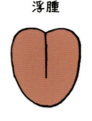 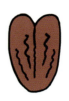

正常　　　浮腫　　　脱水

腫れぼったく、大きくなる。

水分が抜け、縦ジワが出現する。

口腔粘膜は、口呼吸により乾燥しやすいので、指標とはなりません。

体液不足になれば口渇の訴えがあります。しかし、糖尿病患者などでは多飲傾向の場合もあるため、注意が必要です。意識のある患者さんでは、全身倦怠感、頭痛・嘔吐の有無の確認も重要です。

豆知識

体温と不感蒸泄の関係

室温が28℃で平熱（36.5℃計算）のときは、不感蒸泄は約15mL/kg/日となり、体温が1℃上がるごとに、不感蒸泄は約15％増えるといわれています。また、熱が上がることで末梢血管が拡張して、血圧が下がります。

例　[体重60kgの患者の発熱時（不感蒸泄の1日量）]

平熱時（36.5℃）　　　15mL×60kg＝900mL
37.5℃までの発熱時　　900mL×1.15＝1035mL
38.5℃までの発熱時　　900mL×1.3＝1170mL

38.5℃までの発熱時は、平熱時よりも約300mLの水分補給を追加する必要があると考えられます。

❹ ツルゴール

　胸壁、大腿部などの皮膚をつまみ上げて、その戻り具合を観察します。脱水状態になると、皮膚の戻りが悪く、テント状になります。これを「ツルゴール（皮膚の張り）が低下する」と表現します。

〈脱水の身体的評価方法③〉

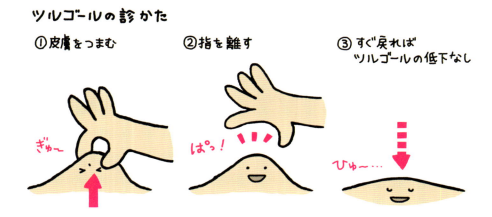

　ツルゴールの低下は、前胸部で評価するのが適当ですが、高齢者は脱水がなくてもツルゴールが低下して見えます。高齢者はもともと皮膚の張りがないため、判定しづらいのです。

❺ 浮腫の有無

　体液過剰の症候として、体の各部で浮腫がみられることがあります（詳しくはp.52〜57参照）。

❻ CRT（毛細血管再充満時間）

　脱水を評価する際は爪を押してみましょう。心臓の高さで、中指の末節骨部を5秒圧迫した後、力をゆるめ、爪の色が正常に戻るまでの時間を評価します。

　通常では、男性で2秒、女性で3秒、高齢者で4秒かかります。それ以上かかる場合、皮膚の血流の減少から脱水を疑います。

画像検査

❶ 心エコー

心エコーにおいて、下大静脈径（IVC径）は、中心静脈圧（CVP）に比例していきます。正常な成人では最大径20mm以下で呼吸性に50％以上変動します。これは呼吸により右房に戻る血液量が増減することにより起こります。

IVCの最大径が20mm以上で呼吸性変動が消失・低下したときは、循環血液量の増加による**右心系の血液のうっ滞**が考えられ、**10mm以下で呼吸性の変動がみられる場合**は、**脱水**などによる循環血液量の減少を考えます。

❷ 胸部X線

立位で撮像した胸部X線では、心胸郭比＞50％を水分過剰の指標としており、その他肺うっ血の有無などを観察します。

正常な胸部X線画像

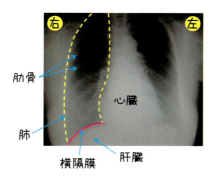

心胸郭比（CTR）とは？

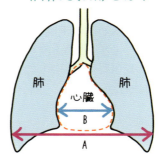

$$CTR = \frac{B（心臓の横幅）}{A（胸郭の横幅）} \times 100\%$$

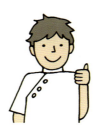

> 臥位の胸部X線では、立位と写り方が変わるので、注意しましょう。
> また、正しく評価するためには過去のX線画像と比較することが重要です。

ちょっとレベルアップ

脱水の評価において、水分出納や身体的アセスメントでよくわからないときは、複数の検査データを見比べてみましょう。患者さんの実際の様子とデータの変化を確認することで、より詳しい全身状態を評価することができます。

● **血液検査**

Hb（ヘモグロビン量）	基準値：	男性 13.5〜17.5g/dL
		女性 11.5〜15.0g/dL
Ht（ヘマトクリット値）	基準値：	男性 39〜52%
		女性 34〜44%

脱水などでは血液の血漿成分が減り、血球成分がそのままであることで、相対的にヘモグロビンの値が高くなります。その割合のことがヘマトクリット値であり、脱水の際に値は上昇することが考えられます。

● **生化学検査**

TP（総タンパク）	基準値：6.7〜8.3g/dL	
Alb（血清アルブミン）	基準値：3.8〜5.3g/dL	

血液は水分、細胞成分、血漿タンパクからできています。脱水の際にはこの3つの中で水分だけ失われます。そのためタンパクの値が上昇します。

BUN（血清尿素窒素）	基準値：8〜20mg/dL	
Cr（血清クレアチニン）	基準値：	男性 0.61〜1.04mg/dL
		女性 0.47〜0.79mg/dL

25＜BUN/Cr比は脱水を疑いますが、消化管出血などにより腸管内の血球の分解で生じたBUNを吸収して増加した場合も、BUN/Cr比が高くなるといわれています（詳細はp.81参照）。

Na（血清ナトリウム）	基準値：137〜145mEq/L
Cl（血清クロール）	基準値：98〜108mEq/L
K（血清カリウム）	基準値：3.5〜5.0mEq/L

ナトリウムが過剰、もしくは水分が不足するような高張性脱水の場合、ナトリウムの値は高値となり、水分が過剰、もしくは電解質が不足するような低張性脱水では、ナトリウムは低値となると考えられます。

カリウムは、脱水では細胞外液中のカリウムが失われていき、最後には細胞内のカリウムも喪失されるため、低値となります。反対に腎機能が低下し、排尿機能が低下した場合は、カリウムの値は上昇すると考えられます。

基準値は、西﨑祐史, 渡邊千登世：とんでもなく役立つ 検査データの読み方. 照林社, 東京, 2013.より引用
※基準値は測定法によっても異なり、各施設でそれぞれ設定されているものも多くあります。本書を活用する際には、あくまでも参考になる値としてご利用ください。

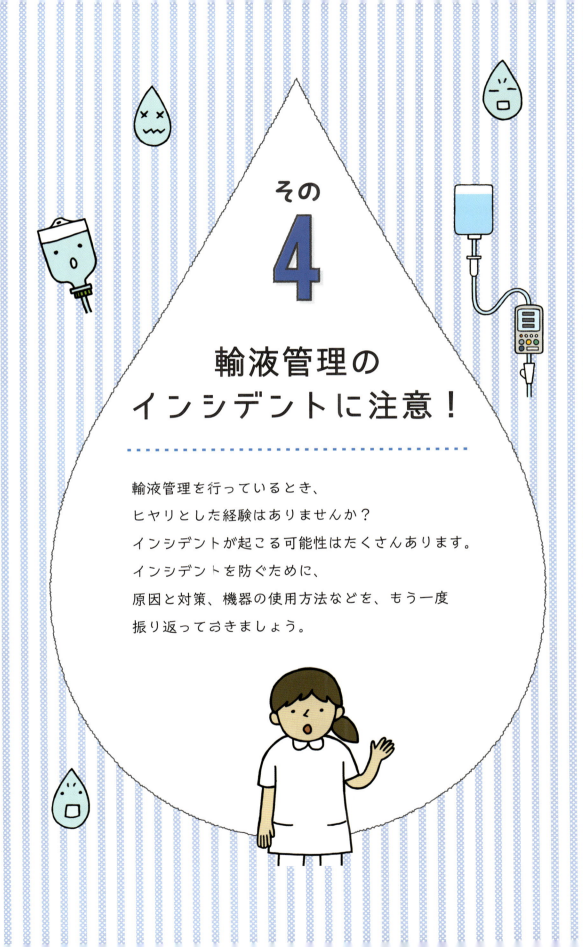

その4

輸液管理のインシデントに注意！

輸液管理を行っているとき、
ヒヤリとした経験はありませんか？
インシデントが起こる可能性はたくさんあります。
インシデントを防ぐために、
原因と対策、機器の使用方法などを、もう一度
振り返っておきましょう。

その4 輸液管理のインシデントに注意！

1 静脈炎の原因と対策

　静脈炎とは、<mark>静脈内膜の炎症</mark>のことです。①化学的静脈炎、②機械的静脈炎、③細菌性静脈炎に分類されます。発生時には、すべての原因で可能な限り<mark>カテーテル抜去（抜針）することが望ましい</mark>です。

化学的静脈炎

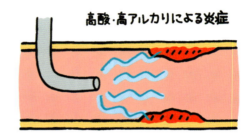

高酸・高アルカリによる炎症

高浸透圧による血管内皮細胞の剥離

機械的静脈炎

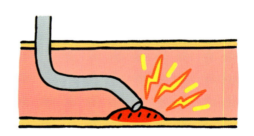

カテーテル先端などによる血管内皮損傷

細菌性静脈炎

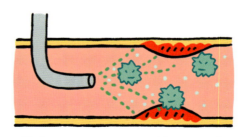

輸液とともに侵入した細菌による炎症

❶ 化学的静脈炎

　輸液製剤のpHや薬剤の浸透圧、輸液速度を考慮した溶液の膠質浸透圧が最も影響するといわれています。対策として輸液の糖濃度を下げたり、滴下速度を落としたりすることが挙げられています。また、生理的なpHや滴定酸度（p.90）も炎症に関与すると考えられており、なるべく中性に近いpHの輸液を選択すべきです。

　pHとは、酸性であるかアルカリ性であるかをみる指標です。==血液の正常なpHは7.40==です。輸液のpHとの差が大きいほど血管への刺激が強く、静脈炎が起こりやすくなります。

〈pH値と静脈炎発生のリスク〉

pH値	その他の影響	主な薬剤・輸液（主な製品）とpH値
＞8	アルカリ性（静脈炎発生リスク高）	● フェニトインナトリウム（アレビアチン®注）：約12 ● アシクロビル（アシクロビル点滴静注用）：10.7〜11.7 ● カンレノ酸カリウム（ソルダクトン®静注用）：9.0〜10.0 ● フロセミド（ラシックス®注）：8.6〜9.6 ● アミノフィリン水和物（アミノフィリン注射液）：8.0〜10.0
7.45〜8	アルカリ性	● 炭酸水素ナトリウム（メイロン®静注）：7.0〜8.5
7.40（7.35〜7.45）	正常	
7.35〜4.1	酸性	● 高カロリー輸液用基本液（ハイカリック®液）：3.5〜4.5
＜4.1	酸性（静脈炎発生リスク高）	● モルヒネ塩酸塩水和物（モルヒネ塩酸塩注射液）：2.5〜5.0 ● バンコマイシン塩酸塩（バンコマイシン塩酸塩点滴静注用）：2.5〜4.5 ● 塩酸メトクロプラミド（プリンペラン®注射液）：2.5〜4.5 ● ジピリダモール（ペルサンチン®静注）：2.5〜3.5 ● アドレナリン（ボスミン®注）：2.3〜5.0

その4　輸液管理のインシデントに注意！

> **ちょっと復習！**
>
> ### pH
>
> 物質はpH7.0（中性）を境に、数値が低くなるほど酸性に、高くなるにつれアルカリ性になります。基本的にアルカリ性や酸性に傾いている輸液や薬剤を混注すると、変質します。==特にpH3.0以下の強酸性や、pH9.0〜12付近の強アルカリ性の注射と混合する場合には、注意が必要==です。さらに、pH差の大きい薬剤を混合する場合も配合変化の危険が高いため、薬剤を変更するか、投与方法を工夫するなど対処を行う必要があります。
>
> 注射薬のpHは、血清のpHに近いほうがよいのですが、薬の安定化を図るためや、溶解度を高めるために、酸、もしくはアルカリでpHを調整する場合が多くあります。その混合液のpHは、緩衝性の強い注射液のほうに移動します。
>
> そのため、pHが大きく変動した注射の主薬は、分解されて含量の低下や、溶解度の減少による混濁、沈殿を引き起こします。また、pHの変動は、酸化還元反応、加水分解を促進する要因にもなります。

> **ちょっとレベルアップ**
>
> ### 滴定酸度
>
> 輸液には、多くの場合pH調製剤として「酸」が加えられています。添付文書には記載されていませんが、==輸液製剤100mL中のpHを中和滴定するために必要な塩基の量で示したものを「滴定酸度」==といいます。
>
> 生理食塩液はほぼpHに近いため滴定酸度は低く、反対に高カロリー輸液（エルネオパ® など）はpHが7.40になりにくいため、滴定酸度が高くなります。

また、輸液の温度が低い場合も、静脈炎の原因となるため、注意が必要です。

輸液の浸透圧は点滴のカニューラが小さいほど生じにくく、細い血管にカニューラを留置すると血流が少なくなるため、輸液の浸透圧の影響が大きくなります。

浸透圧は、濃度の指標の1つです。血液や生理食塩液を基準にして、浸透圧比が高いほど静脈炎が起こりやすくなります。浸透圧比には差があり、==末梢静脈から投与できる浸透圧比は、約3が上限==とされています。ちなみに高カロリー輸液であるアミノトリパ®の浸透圧比は、1号が約5、2号が約6なので、中心静脈からの投与となります。

〈浸透圧比と静脈炎発生のリスク〉

輸液製剤	重量オスモル濃度 (mOsm/kg)	静脈炎発生リスク	主な薬剤・輸液（主な製品）と 生理食塩液に対する浸透圧比
高張液	>600（>1.95）	高	● フェニトインナトリウム 　（アレビアチン®注）：約29 ● 炭酸水素ナトリウム 　（メイロン®静注）：約5 ● 塩化カリウム（KCL注）：約6 ● TPN（1500mOsm/kg以上） 　エルネオパ®1号：約4 　エルネオパ®2号：約6 　ビーフリード®：約3（混合時）
高張液	450〜600 (1.46〜1.95)	中	
高張液	340〜450 (1.10〜1.46)	低	
等張液	240〜340 (0.78〜1.10)	—	● 生理食塩液：1 ● 5％ブドウ糖液：約1 ● 滅菌蒸留水：0
低張液	<240（<0.78）	—	

※（　）内は浸透圧比

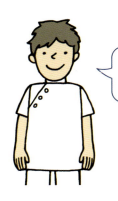

末梢静脈輸液を行う場合、ブドウ糖液の濃度は10〜12％が限度とされています。

❷ 機械的静脈炎

　原因は物理的要因（非感染性）です。カテーテルを屈曲部に留置したり、不用意に動かしたり、カテーテルの固定が確実でないために静脈内で動くことで血管内膜に損傷が生じます。

　カテーテルは、なるべく血流が豊富な太い血管に留置するべきです。また、関節部などは、屈曲などによる機械的刺激が加わるので、避けるのが無難です。

　針の色とサイズを覚えていますか？　他院から転院してきたとき、「入っている末梢静脈のラインのゲージ数がわからない」というのでは困ります。緊急手術になって、24Gの針しかなかったら大変ですよね。大量出血などで輸液、輸血をしなければいけないとき、細い針では大量投与や急速投与ができません。

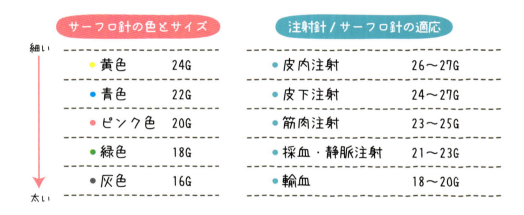

❸ 細菌性静脈炎

　刺入部位に細菌や真菌が侵入したことに起因します。原因は挿入前後および挿入中の刺入部位の汚染です。不十分な手洗いや滅菌法、消毒薬の不適切な準備や適用、不適切なドレッシング、使用したカテーテルが準備段階や挿入時またはケア中に汚染された場合のほか、挿入時に同一のスタイレットやカテーテルを複数回使用した場合などが挙げられます。

その4 輸液管理のインシデントに注意！

2 輸液ポンプのインシデント

❶ フリーフロー

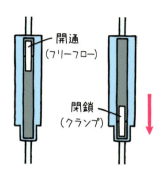

フリーフローとは、薬剤が全開状態で自然滴下する状態です。精密に輸液製剤を投与する場合、輸液ポンプを使用しますが、==ポンプのドアを開ける際はクレンメを閉じてから==、が原則です。

クレンメを閉じないで輸液ポンプのドアをオープンしてカテーテルを外すと、ラインなどをチェックしている間に輸液が全量落ちてしまうことがあります。

❷ 閉塞アラームが鳴らない

輸液ポンプの回路をセットする際、クレンメをポンプの上流にセットしていませんか？ ==クレンメは輸液ポンプの下にくるように==セットします。上にセットすると、閉塞アラームが鳴らない場合があります。

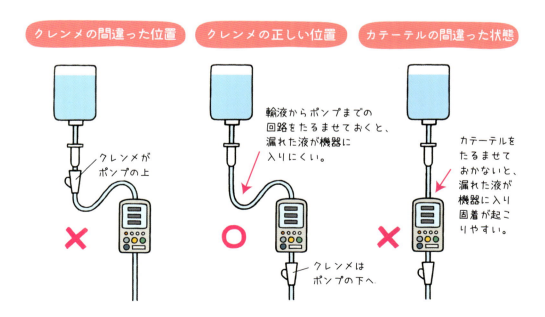

❸ 点滴スタンドの転倒

輸液ポンプやシリンジポンプを高い位置に取り付けると倒れやすく、危険です。できるだけ低い位置に取り付けましょう（目安は点滴スタンドの中心より下）。

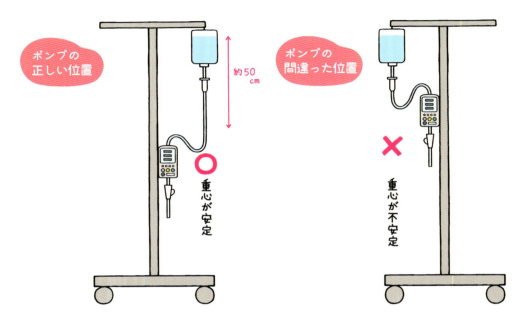

❹ 回路閉塞、凝血

カテーテルが患者さんの下敷きになったり、回路そのものが閉塞したり、患者さんが病室の外を歩いて、点滴が逆流して回路が閉塞したり、ラインの三方活栓の開け忘れなどで、凝血することがしばしばみられます。

❺ 開始ボタンの押し忘れ

当然ですが、投与量を設定しても、開始ボタンを押さないと、輸液はスタートしません。開始ボタンを押さないと通常アラームが鳴りますが、消音ボタンを押してその場を離れると、点滴は落ちずに、どこかで凝固してしまいます。

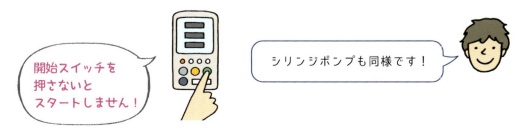

94

その4 輸液管理のインシデントに注意！

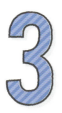 シリンジポンプのインシデント

❶ サイフォニング現象

　シリンジポンプにシリンジをセットする際、シリンジの下部（下図の※部分）がしっかりとセットされているか、確認しましょう。シリンジポンプが患者さんより高い場所に設置されている場合、シリンジの下部がかみ合っていないと、圧の差によって薬剤がカテーテルに吸い取られ、一気に体内に入っていきます（サイフォニング現象）。例えば50mLのシリンジでは、シリンジポンプは開始していないのに、5分以内にすべての薬液が自然注入されてしまうことがあります。

　流量が速い他のルートが接続されていると、この現象は起こりやすくなります。ただし、注入時間は落差や使用機器の条件によって変わってきます。落差が少ない場合でもサイフォニング現象が起こる可能性はあります。

　それがカテコラミンであれば驚くほど血圧が上がり、インスリンであれば一気に血糖が下がります。

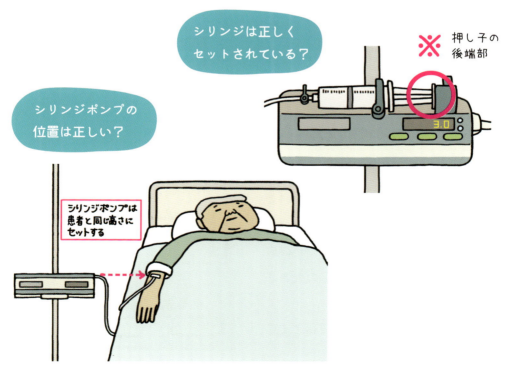

❷ 自然滴下による陰圧の恐れ

　シリンジポンプ（あるいは輸液ポンプ）と自然滴下の点滴を同一ラインで行うことは、原則禁止です。複数ルートでポンプを使用するときは、すべてのルートでポンプを使用する必要があります。片方はポンプ、片方は自然滴下という形にすると、陰圧が生じて逆流したり、空気が混入したりする危険性があるからです。

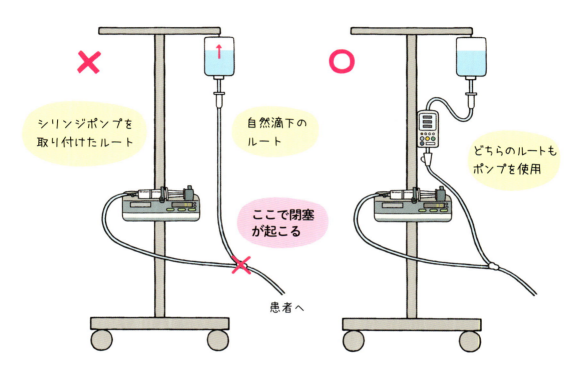

❸ 設定値の見間違い

　シリンジポンプは、==小数点以下ひと桁まで設定==できます。見間違えないように桁によって色が変えてあったり（ひと桁までは黄色、小数点以下は緑色の表示など）、整数と小数部の数字の大きさが違うものもあります。

　しかし、それでも小数点を見落とすことがあります。

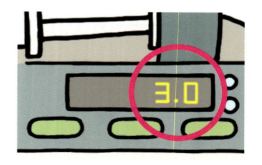

その4 輸液管理のインシデントに注意！

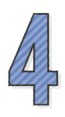

その他の注意点

❶ 輸液製剤の混合忘れ

　アミノ酸などを含む分離製剤を調整する際は、隔壁の開通忘れに注意しましょう。
　低濃度糖加アミノ酸輸液や高カロリー輸液などで、輸液バッグをあわてて交換すると、外装から取り出したままで上の液体が混ざっておらず、下の薬剤だけが投与されてしまいます。そういうミスをしないように、「混合しましたか」というようなアラーム表示が付いていたり、開通忘れ防止装置を外さないと点滴のフックがかからなかったり、製品にはさまざまな工夫がしてあります。それでも輸液バッグを潰し忘れる人を見かけます。

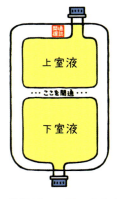

分離製剤には図のようなダブルバッグのほか、トリプルバッグなどもある。混合操作が軽減されるほか、アンプルカットや溶解操作による細菌汚染、異物混入を防ぐことができる。

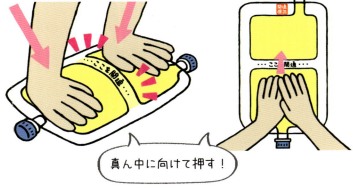

❶ 隔壁を開通してよく混合する

真ん中に向けて押す！

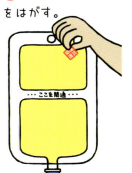

❷「開通確認シール」をはがす。

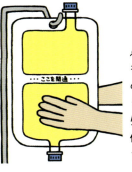

❸ もう一度、隔壁開通の確認を！

点滴開始前に、もう一度バッグの下室側を押さえて、液面が隔壁を越えて上室側まで動くことを確認する。

大塚製薬工場の資料をもとに作成
http://www.otsukakj.jp/med_nutrition/pallette/dlfile.cgi/349/c-vol37.pdf（2017年2月20日アクセス）

それならば、はじめから混合しておけばよいのでは？と思いますよね。しかし、分離されているのには理由があります。

ブドウ糖とアミノ酸を混合すると、メイラード反応（アミノ酸と糖が反応して褐色物質を生成する反応）を起こし点滴効果が下がります。そのため==投与する直前に混合==しなければいけないのです。

隔壁の開通を忘れると、分離製剤の下室液（高濃度の糖）だけが投与され、通常より高濃度の糖が体内に投与されてしまうため、一時的な==高血糖==状態が生じたり、投与中止後に==低血糖==が生じる可能性があります。また、アミノ酸の急速投与により、==悪心・嘔吐==の副作用が生じやすいといわれています。

❷ ビタミンB_1欠乏による代謝性アシドーシス

ビタミンB_1は、糖質からのエネルギー産生と、皮膚や粘膜の健康維持を助けるはたらきをします。また、糖質を栄養源とする脳神経系のはたらきにも関係しています。

そのため、ビタミンB_1が欠乏すると、==中枢神経や末梢神経の障害==を引き起こすことがあり、注意が必要です。また、糖を代謝する際にビタミンB_1が欠乏すると、==乳酸が蓄積==し、重篤な乳酸アシドーシスを引き起こすことがあります。

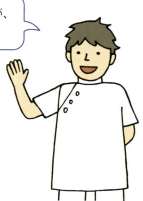

ビタミンは、微量で体の機能を調整しますが、体内ではつくられません。

その5

輸液と薬のあれこれQ&A

最後に、輸液や注射薬の点滴投与に関する疑問や、間違いやすいポイントを集めてみました。
特に、臨床で注意したいのが「配合変化」です。
輸液や注射薬の安易な混合は、
混濁、沈殿、含量低下などの配合変化を生じ、
期待する効果が得られないばかりか、生体への
悪影響も懸念されます。
正しく安全に実施するためのポイントを
再確認しておきましょう。

この輸液はこのラインから入れてよい？

配合変化しやすい製剤は？

その5 輸液と薬のあれこれQ&A

末梢静脈ラインで、ソルアセト®F輸液（酢酸リンゲル液）を投与中、「輸血追加」の指示。どうすればいい？

新たに末梢静脈ラインを確保し、輸血を行います。

どうしてもラインがとれない場合は、==輸血前後に生理食塩液にてフラッシュを行い、メイン輸液を止めて側管より投与します。==

全血製剤や赤血球製剤では、ブドウ糖液やカルシウムイオンを含む乳酸リンゲル液、カルシウム液の混注は避けるべきといわれています。特にソルアセト®F輸液はカルシウム含有の酢酸リンゲル液のため、輸血と混合すると凝固反応が起こり、フィブリンが析出するため、混合禁忌なのです。

その他の輸液製剤を輸血と混合すると…

- 🟢 ブドウ糖液は、輸血と混合すると、赤血球が凝集したり、赤血球の膨化による溶血が起こります。

- 🔴 ビタミン剤などは、赤血球製剤が褐色〜黒褐色に変化しやすくなります。

- 🔵 グロブリン製剤などは、抗A・B凝集素などの影響で赤血球集合（凝集＋集合を促進）が起こります。

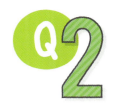

「カリウムの投与は慎重に！」とよく聞くけれど、何が危険なの？

　カリウムの危険性について、補正用KCl注10mEqキットで考えてみましょう。

　1シリンジに10mEqのKClが10mL入っています。この濃度のKCl溶液が1L（1000mL）ある場合を考えてみましょう。

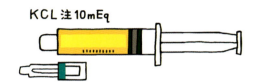

　1シリンジが10mLなので1000mLはシリンジ100本分ということになりますね。10の100倍で1000mLにカリウムが1000mEq。1000mL中にカリウムが20mEq入っている3号液（維持液）とは濃度がまったく異なるのです。

　カリウムの基準値は、3.5〜4.8mEq/Lとされています。平均値をとってカリウムを4.0mEq/Lとすると、カリウムの何倍になるかというと250倍です。補正用KCl注10mEqキットは、血清の250倍の濃度が入っているのです。ただ、投与する量が少ないので、10mEqになっています。

　10mEqのカリウムは体の中に広がればかなり薄まり、細胞の中にも入っていくので、血清カリウムは著明には上がりません。10mEqぐらいではあまり上がらないでしょう。しかし、これを希釈せずに、点滴静脈注射すると、血清カリウムの250倍近くの濃度の塊が心臓に到達します。そうすると、==高カリウム血症から徐脈==となって心臓が止まってしまいます。

　カリウムが危険だと理解している看護師は多いと思いますが、実際どのくらいの濃度で体内に入っていくのかを考えている人は少ないでしょう。==カリウムの危険性は強調しても強調しきれません。==しっかり理解して、安全に使ってください。

カリウムの投与基準	カリウム投与後のモニタリング
❶ 濃度 40mEq/L以下（末梢静脈） ❷ 速度 20mEq/時以下 ❸ 投与量 100mEq/日以下	❶ モニター心電図（徐脈、房室ブロック、心停止になる恐れも） ❷ 尿量は0.5mL/kg/時以上を確保 ❸ 副腎機能不全や腎機能の障害、抗アルドステロン薬やアンジオテンシン変換酵素阻害薬の使用時などは高カリウム血症の発生に注意

KCl単体での直接投与は絶対禁忌！

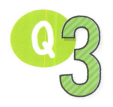 脂肪乳剤は、なぜ単独投与？
感染対策はどうすればいい？

　脂肪乳剤は、基本的には他剤と混ぜずに単独投与します。なぜなら、脂肪乳剤は白いので、白濁などの輸液の配合変化が生じても気がつかないからです。また、輸液に混ぜて24時間を過ぎると、水に溶けない脂が、混注された薬液と接触し、粒子が大きくなることで血管が閉塞する恐れがあります。

　感染対策として、脂肪乳剤ラインは、微生物が増殖しやすいため、投与に用いたラインは24時間ごとに交換し、接続部への残存がみられる場合には、接続部ごとの交換も考慮します。

　特に、中心静脈（CV）ルートからは、脂肪乳剤が白いので、配合変化など確認しづらかったり、TPN投与時などは、感染時の増殖力が大きいことから「末梢静脈投与のみ」とルールを決めている施設もあります。感染には十分注意を払い、CVルートのフィルターを通さない（フィルターの内径は0.2μm。脂肪乳剤の最大径は0.4μmなので閉塞する）ことを考慮したうえでのCVからの投与は可能です。

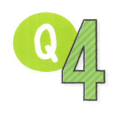
脂肪乳剤の投与速度は？

　脂肪乳剤は必須脂肪酸の補給とエネルギー源として有用ですが、投与速度が速すぎると、有効利用されず血中に脂質が滞り、脂質異常症の原因になります。

　脂肪乳剤の適正投与速度は、0.1g/kg/時以下といわれています。添付文書には「20％製剤250mL（脂質50g含有）を3時間以上かけて投与する」とざっくり書かれていますが、体重50kgの患者さんに3時間かけて投与した場合、投与速度は0.3g/kg/時となり、理論上は速すぎて、脂質が十分代謝されません。

　適正速度の簡易計算式を記しました。およそ体重（kg）の半量を1時間で投与すればよいのです。

> **例**　体重50kgとして　50÷2＝25　25mL/時
>
> 　20％イントラリポス® 250mLの場合、10時間で投与

豆知識

経腸栄養剤

　経腸栄養剤は輸液製剤と異なり、1mL中に1mLの水分が含まれているわけではありません。1kcal/mLの経腸栄養剤の含有水分量は、製品にもよりますが、80％前後です（1.5kcal/mLの経腸栄養剤の場合は約75％、2.0kcal/mLの場合は約70％）。

例えば1日1000mLの経腸栄養剤を投与している患者さんの場合、実際に摂取している水分量は約800mLということになります。そのため、長期に経腸栄養管理が行われている患者さんは、追加の水分投与がない場合、脱水状態に陥っている可能性があります。輸液製剤から経腸栄養剤に変更になったときも、注意しましょう。

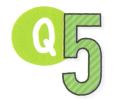
心不全治療薬のハンプ®注射用は生理食塩液で希釈せず、単独投与が原則である理由は？

　ハンプ®注射用（カルペリチド）は生理食塩液で直接溶解すると、塩析が確認されます。また、希釈後の濃度が20μg/mLを超えると24時間後には不溶物を生じるため、濃度にも注意が必要です。添付文書では「注射用水に溶解し、必要に応じて生理食塩液は5％ブドウ糖液で希釈し……」とありますが、5％ブドウ糖液単独でも問題はありません。ただし、注射用水で溶解した場合は浸透圧比1となりますが、5％ブドウ糖液に溶解した場合には浸透圧比2となるため、血管痛が起こる可能性があり、注意が必要です。また、亜硫酸イオンと反応して含量が低下することが知られており、亜硫酸イオンを含有する注射薬とは別ラインで投与することが必須です。

〈亜硫酸塩を含む注射薬や輸液の例（主な製品名）〉

- ドパミン塩酸塩（イノバン®注）
- ドブタミン塩酸塩（ドブタミン点滴静注液）
- アドレナリン（ボスミン®注）
- ノルアドレナリン（ノルアドリナリン®注）
- アスコルビン酸（アスコルビン酸注）
- カルバゾクロムスルホン酸ナトリウム水和物（アドナ®注）
- 塩酸メトクロプラミド（プリンペラン®注射液）
- アプリンジン塩酸塩（アスペノン®静注用）
- エダラボン（ラジカット®注）
- ステロイド（副腎皮質ホルモン）注射薬
- PPN／TPN（主にアミノ酸部分）：ビーフリード®、フルカリック®、エルネオパ®

　ハンプ®注射用と、亜硫酸を含有するカタボン®（ドパミン塩酸塩）などは、混合直後に配合変化を起こしてハンプ®が分離します。どちらも投与しなければいけない場合は、別の点滴ルートが必要になります。

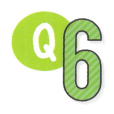 フェジン®静注を溶解するとき、５％ブドウ糖液を使用する理由は？

　フェジン®静注（含糖酸化鉄）を生理食塩液で希釈すると、沈殿を生じるためです。

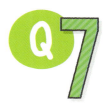 注射用フサン®を溶解するとき、生理食塩液を使用しない理由は？

　注射用フサン®（ナファモスタットメシル酸塩）を生理食塩液で直接溶解すると、白濁を生じます。しかし、あらかじめ注射用水などで溶解した後に、生理食塩液で希釈した場合は沈殿は生じませんが、５％ブドウ糖注射用水で直接溶解・希釈することができます。そのため、５％ブドウ糖注射用水で溶解・希釈することが多いです。

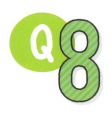 オメプラール®注用が輸液との配合で沈殿するのはなぜ？

　オメプラール®注用（オメプラゾールナトリウム水和物）にはpH、調節剤として水酸化ナトリウムが添加され、１バイアルを水20mLに溶解した液は、pH9.5〜11.0とアルカリ性になります。沈殿生成着色など、他剤との接触による配合変化が多いのです。

　配合変化を起こしやすいのは酸性（pH3.0以下）・アルカリ性（pH9.0〜12付近）の注射薬、また、緩衝性が強い、リン酸塩を含有している輸液製剤が代表的です。そのため、酸性・アルカリ性とともに配合する注射薬の変化に注意が必要です。

〈配合変化を起こしやすい主な注射薬〉

酸性注射薬		アルカリ性注射薬	
一般名（主な製品名）	pH	一般名（主な製品名）	pH
ミノサイクリン塩酸塩（ミノマイシン®点滴静注用）	2.0〜3.5	ジノプロスト（プロスタルモン®・F注射液）	7.0〜9.5
ブロムヘキシン塩酸塩（ビソルボン®注）	2.2〜3.2	セフォゾプラン塩酸塩（ファーストシン®静注用）	7.0〜9.5
ノルアドレナリン（ノルアドリナリン®注）	2.3〜5.0	炭酸水素ナトリウム（メイロン®静注）	7.9（平均実測値）7.0〜8.5（規格値）
アドレナリン（ボスミン®注）	2.3〜5.0	アミノフィリン（ネオフィリン®注）	8.0〜10.0
レボドパ（ドパストン®静注）	2.5〜4.5	スルバクタムナトリウム・アンピシリンナトリウム（ユナシン®-S静注用）	8.0〜10.0
メトクロプラミド（プリンペラン®注射液）	2.5〜4.5	アンピシリンナトリウム（ビクシリン®注射用）	8.0〜10.0
バンコマイシン塩酸塩（塩酸バンコマイシン点滴静注用）	2.5〜4.5	フロセミド（ラシックス®注）	8.6〜9.6
ドブタミン塩酸塩（ドブトレックス®注射液）	2.7〜3.3	カンレノ酸カリウム（ソルダクトン®静注用）	9.0〜10.0
プロプラノロール塩酸塩（インデラル®注射液）	2.8〜3.5	含糖酸化鉄（フェジン®静注）	9.0〜10.0
ミダゾラム（ドルミカム®注射液）	2.8〜3.8	アセタゾラミドナトリウム（ダイアモックス®注射用）	9.0〜10.0
		オメプラゾール（オメプラール®注用）	9.5〜11.0
		フェニトインナトリウム（アレビアチン®注）	12.0

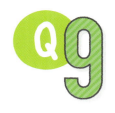

Q9 その他、配合変化や血管障害が起こりやすくなる要因は？

配合で沈殿する理由は、輸液の「滴定酸度」と、配合変化の「pH」の影響によるものです。「滴定酸度」とは、100mLの輸液製剤のpHを、血液のpHのpH7.40まで中和滴定するのに必要な塩基の量で示します。

輸液には多くの場合、pH調整剤として酸が加えられています。これらの酸は添付文書には記載されていませんが、配合変化や輸液療法に影響を及ぼすことがあるので、注意が必要です。

〈主な輸液製剤の滴定酸度（mEq/L）〉

- KN1号輸液：0.12
- KN2号輸液：13.4
- KN3号輸液：0.46
- KN4号輸液：0.34
- ソリタ®-T1号輸液：0.92
- ソリタ®-T2号輸液：10.21
- ソリタ®-T3号輸液：0.9
- ソリタ®-T4号輸液：0.54
- ソルデム®1輸液：0.11
- ソルデム®2輸液：0.081
- ソルデム®3A輸液：0.16
- ソルデム®3AG輸液：0.165
- ソルデム®6輸液：0.117
- ビカネイト®輸液：0.11
- ビーフリード®輸液：5.1
- フィジオ®140輸液：1.1
- ラクテック®注：0.04

- 高い輸液　エルネオパ®2号輸液：25.5
- 低い輸液　生理食塩液：0.02

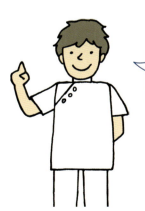

同じpHでも滴定酸度が高いと、輸液が血液に入って希釈されても、血液のpHである7.40になりにくく、血管障害のリスクが高まります。

その5　輸液と薬のあれこれQ&A

豆知識

輸液製剤や薬剤の製品名

輸液製剤や薬剤の製品名は、どのようにつけられているか、知っていますか？

私は、試験勉強でも語呂合わせが大好きでした。知っていても知らなくてもよい話ですが、調べてみるとおもしろいですよ。

フィジオ®
physiological（生理的な）の意味。

ソリタ®
ソリタは「solution of Takatsu」に由来しており、東京大学小児科の高津忠夫先生が開発した薬です。

ラクテック®
lactated ringer's injection（乳酸リンゲル液）

ビーフリード®
B＋fluidで、ビタミンB_1が添加されています。

キドミン®
kidney amino acid（腎臓用アミノ酸）

ハイカリック®
high（高い）＋ calorie（カロリー）＋ liquid（液）

ソルデム®
solution（溶液）＋dextrose（ブドウ糖）＋multiple electrolyte（電解質）

KN
Kはカリウム、Nはナトリウムの略。

ヴィーン® D
ヴィーンは英語でveen（静脈）、Dはdextrose（ブドウ糖）という意味です。ヴィーン® Fもありますが、Fはfreeで、糖を含んでいないということです。

ソルアセト® とソルラクト®
ソルアセト® はsolution＋acetateで酢酸リンゲル液、ソルラクト® はsolution＋lactateで乳酸リンゲル液。それぞれFとDがありますが、ヴィーン® と同じでブドウ糖が入っているかいないかの違いです。

アミパレン®
amino acid（アミノ酸）＋ parenteral（非経口的な）

※上記はあくまで筆者が調べた情報です。別の由来があるかもしれません。

INDEX

和文

あ

アシドーシス ... 33
汗 ... 58
アミノ酸輸液 ... 25, 44
亜硫酸 ... 104
アルカリ性 ... 89
アルブミン ... 14, 25
アルブミン製剤 ... 45, 65

い

胃液 ... 58
イオン ... 8, 19
維持液 ... 42
維持液類 ... 37
維持輸液量 ... 46
イソロイシン ... 71
溢水 ... 15
陰イオン ... 7
インスリン ... 69

う

右心不全 ... 56
うっ血症状 ... 66
うっ血性心不全 ... 57

え

栄養輸液 ... 25, 44
エネルギー ... 5
塩化カリウム (KCl) ... 7, 21
塩化ナトリウム (NaCl) ... 7, 18
塩分（食塩） ... 18

お

嘔吐 ... 58, 60

か

開始液 ... 41
回路閉塞 ... 94
化学的静脈炎 ... 89
過剰輸液 ... 78
画像検査 ... 85
下大静脈径 ... 85
カテコールアミン ... 78
カテーテル ... 88
カリウム ... 7, 14, 21, 69, 101
カリウムイオン (K^+) ... 9
カルシウムイオン (Ca^{2+}) ... 9
肝硬変 ... 57, 70
間質液 ... 3, 27, 52
肝性脳症 ... 70
完全静脈栄養法 ... 44
肝不全 ... 70

き

機械的静脈炎 ... 92
希釈 ... 104
希釈性アシドーシス ... 33
急性肝不全 ... 70
急性呼吸促迫症候群 ... 74
急性呼吸不全 ... 74
急性腎障害 ... 72
凝血 ... 94
胸部X線 ... 85
起立性低血圧 ... 82

く

クレアチニン ... 81
クレンメ ... 93
クロールイオン（Cl⁻） ... 9

け

経口摂取量 ... 46
経口補水液 ... 59
血圧 ... 66, 73, 78, 82
血液 ... 3
血液検査 ... 86
血管障害 ... 107
血管痛 ... 104
血管透過性 ... 54
血管内皮細胞 ... 54
血漿 ... 3, 21, 27
血漿浸透圧 ... 14
血漿増量剤 ... 25, 45
血清 ... 21
血糖値 ... 15
欠乏量 ... 48
下痢 ... 58, 61
原子 ... 8
原子核 ... 8
元素 ... 8

こ

高カリウム血症 ... 36, 101
高カロリー輸液 ... 25, 44
高血糖 ... 68, 70
膠質 ... 45
膠質液 ... 25, 45, 57, 65, 76
膠質浸透圧 ... 14, 55
高張性脱水 ... 58
高ナトリウム ... 17
高二酸化炭素血症 ... 75

抗利尿ホルモン ... 78
高齢者の脱水 ... 60
呼吸商 ... 75
呼吸状態 ... 82
呼吸不全 ... 74
混合禁忌 ... 100

さ

細菌性静脈炎 ... 92
サイフォニング現象 ... 95
細胞 ... 3
細胞外液 ... 3
細胞外液補充液 ... 27, 57
細胞内液 ... 3, 37
細胞膜 ... 11
酢酸 ... 33
酢酸リンゲル液 ... 32, 61
サードスペース ... 76
酸塩基平衡 ... 33
酸性 ... 89
酸素 ... 5

し

脂質 ... 7, 44
脂肪乳剤 ... 25, 44, 102
周術期 ... 76
重炭酸イオン（HCO_3^-） ... 9
重炭酸リンゲル液 ... 35, 61
出血 ... 60
出血性ショック ... 64
術後回復液 ... 43
術後合併症 ... 78
循環血液量 ... 25, 64
晶質 ... 45
晶質液 ... 45
晶質浸透圧 ... 14

上皮	54
静脈炎	88
ショック	60, 63
シリンジポンプ	95
心エコー	85
腎機能	72
心胸郭比	85
心原性ショック	63
人工呼吸器	75
身体的アセスメント	82
浸透圧	12
浸透圧比	91
心肺蘇生中（の輸液）	63
心拍数	82
心不全	56, 66

す

水分	5
水分出納	6, 73, 80
水分輸液	25, 66
スポーツドリンク	61

せ

生化学検査	86
静水圧	55
生理食塩液	30, 37, 40, 61, 63, 72
前負荷	67

そ

喪失量	48
総輸液量	47

た

体液	2
代謝水	5, 46
代謝性アシドーシス	33, 98
体重	73, 80
代償性肝硬変	70
脱水	15, 58
脱水の評価	86
脱水補給液	42
炭水化物	7, 25
タンパク質	7

つ

ツルゴール	84

て

低アルブミン血症	56
低カリウム血症	67
低血糖	69
低張性脱水	58
低張電解質輸液	37, 60, 66, 74, 76
低ナトリウム	17
低ナトリウム血症	67
滴下数	50
デキストラン	25, 45
滴定酸度	90, 107
鉄	7
電解質	7, 10
電解質輸液	25
電子	8
点滴	4
点滴スタンド	94

と

糖加酢酸リンゲル液	34
糖加乳酸リンゲル液	34
透析	73
等張性脱水	58
等張電解質輸液	27, 37, 57, 60, 64, 66, 68, 72, 74, 76

糖尿病性ケトアシドーシス ･･････････ 69
糖尿病性昏睡 ････････････････････････ 68

な

ナトリウム ･･････････････････ 7, 14, 16
ナトリウムイオン（Na$^+$） ･････････ 9
ナトリウム排泄分画 ･･････････････ 81

に

二酸化炭素 ･･････････････････････ 5, 36
乳酸 ･･････････････････････････････････ 33
乳酸リンゲル液 ･･････････ 32, 61, 63
尿 ･･････････････････････････････ 6, 46, 73
尿素窒素 ･･････････････････････ 15, 81
尿素窒素/クレアチニン比 ･･････ 81
尿の色 ･･････････････････････････････ 80
尿比重 ･･････････････････････････････ 81
尿量 ･･････････････････････ 67, 78, 80

ね

ネフローゼ症候群 ････････････････ 57

の

濃度 ･･････････････････････････････････ 12

は

配合変化 ･･････････････････ 102, 105
肺水腫 ･････････････････････ 57, 74, 82
排泄 ･･････････････････････････････････ 47
発熱 ･･････････････････････････････････ 83
バリン ････････････････････････････････ 71
半生理食塩液 ････････････････････ 68
半透膜 ････････････････････････ 11, 12

ひ

ビタミン ･･･････････････････････････････ 7

ビタミンB$_1$ ･･･････････････････････ 98
必須アミノ酸 ････････････････････ 71
必須脂肪酸 ･･････････････････････ 44
必要水分量 ･･･････････ 46, 77, 80
非電解質 ･･････････････････････････････ 9
ヒドロキシエチルデンプン ･･ 25, 45

ふ

不感蒸泄 ･･････････････････ 6, 46, 73
浮腫 ･･････････････････････････････････ 52
ブドウ糖 ･･････････････････････ 25, 36
フリーフロー ･･････････････････････ 93
分岐鎖アミノ酸 ････････････････ 71
分子 ･･････････････････････････････････ 19
分離製剤 ････････････････････････ 97

へ

閉塞アラーム ････････････････････ 93
便 ･････････････････････････････････ 6, 46

ほ

補正ナトリウム値 ････････････････ 69

ま

マグネシウムイオン（Mg^{2+}） ･･ 9
末梢静脈 ････････････････････････ 44
末梢静脈ライン ････････････････ 100
慢性肝炎 ････････････････････････ 70
慢性肝不全 ････････････････････････ 70
慢性呼吸不全 ････････････････････ 74
慢性腎臓病 ････････････････････････ 72

み

水 ･････････････････････････････････ 5, 36
ミネラル ･･･････････････････････････････ 7
脈拍 ･･････････････････････････ 78, 82

む

むくみ …………………………………………… 52

も

毛細血管 ………………………………………… 53
毛細血管再充満時間 …………………………… 84
モニタリング …………………………………… 78

ゆ

輸液製剤 ………………………………………… 24
輸液ポンプ ……………………………………… 93
輸血 …………………………………………… 45, 65

よ

陽イオン ………………………………………… 7
溶液 ……………………………………………… 12
溶解 …………………………………………… 104
陽子 ……………………………………………… 8
溶質 ……………………………………………… 12
溶媒 ……………………………………………… 12
予測排泄量 ……………………………………… 47

り

利尿薬 …………………………………………… 57
硫酸カルシウム（$CaSO_4$） ………………… 7
硫酸マグネシウム（$MgSO_4$） ……………… 7
リンゲル液 ……………………………………… 32
リン酸水素イオン（HPO_4^{2-}） …………… 9
リンパ液 ………………………………………… 3

ろ

ロイシン ………………………………………… 71

欧文・数字

ADH（antidiuretic hormone） ………………… 78
AKI（acute kidney injury） …………………… 72
ARDS（acute respiratory distress syndrome） … 74
BCAA（branched chain amino acids） ……… 71
BUN（blood urea nitrogen） ………………… 81
CKD（chronic kidney disease） ……………… 72
CRT（capillary refill time） …………………… 84
CTR（cardio thoracic ratio）CTR …………… 85
DKA（diabetic ketoacidosis） ………………… 69
FENa（fractional excretion of sodium） …… 81
pH ………………………………………… 90, 107
TPN（total parenteral nutrition） …………… 44
10％ブドウ糖液 ………………………………… 70
1号液 …………………………………………… 41
2号液 …………………………………………… 42
3号液 …………………………………………… 42
4号液 …………………………………………… 43
5％アルブミン製剤 ………………………… 45, 65
5％ブドウ糖液 …………………… 36, 37, 57, 60

参考文献
1．石松伸一：Dr.石松の輸液のなぜ？がスッキリわかる本 第2版. 総合医学社, 東京, 2015.
2．小松康宏, 西崎裕史, 津川友介：シチュエーションで学ぶ輸液レッスン 改訂第2版. メジカルビュー社, 東京, 2015.
3．丸山一男：急性期ケアにおける輸液管理. メディカ出版, 大阪, 2016.
4．岡元和文, 道又元裕特集編集：重症患者に必要な輸液と体液ケア（急性・重症患者ケア vol2 no1）. 総合医学社, 東京, 2013.
5．和田孝雄, 近藤和子：輸液を学ぶ人のために 第3版. 医学書院, 東京, 2015.
6．輸液製剤協議会ホームページ　http://yueki.com/（2017年2月20日アクセス）
7．各種添付文書

ナースが書いた
看護に活かせる輸液ノート

2017年4月15日　第1版第1刷発行	著　者　渡辺　朔太郎
2021年4月10日　第1版第5刷発行	発行者　有賀　洋文
	発行所　株式会社 照林社
	〒112-0002
	東京都文京区小石川2丁目3-23
	電話　03-3815-4921（編集）
	03-5689-7377（営業）
	http://www.shorinsha.co.jp/
	印刷所　共同印刷株式会社

- 本書に掲載された著作物（記事・写真・イラスト等）の翻訳・複写・転載・データベースへの取り込み、および送信に関する許諾権は、照林社が保有します。
- 本書の無断複写は、著作権法上での例外を除き禁じられています。本書を複写される場合は、事前に許諾を受けてください。また、本書をスキャンしてPDF化するなどの電子化は、私的使用に限り著作権法上認められていますが、代行業者等の第三者による電子データ化および書籍化は、いかなる場合も認められていません。
- 万一、落丁・乱丁などの不良品がございましたら、「制作部」あてにお送りください。送料小社負担にて良品とお取り替えいたします（制作部　☎0120-87-1174）。

検印省略（定価はカバーに表示してあります）
ISBN978-4-7965-2404-9
©Sakutaro Watanabe/2017/Printed in Japan